［日］竹井 仁 著

周志燕 译

筋膜放松
指导全书

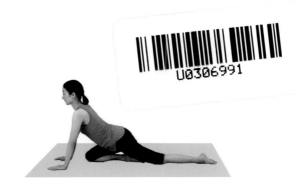

中国轻工业出版社

前　言

　　人生的战役始于出生之时。

　　这是我们为成为身心健康的人而发起的一场人生之战。

　　或许，我们说这是一场与发生错位的筋膜做抗争的战役也不为过。

　　人在成长发育的过程中，要想掌握正确的运动方法、运动姿势，以最适宜的状态保持身体柔软度和肌肉的收缩力、持久力的平衡，并以健康的状态走向成熟，绝非易事。

　　我们也可以说，姿势的非对称性和不太好的运动习惯，是反映我们迄今为止的筋膜状况的一面镜子。

　　当你自测自己的筋膜健康状况时，不妨想想以下这几个问题：

· 头发常往哪边分？

· 坐在椅子、凳子上时，身体爱往左偏还是右偏？

· 坐在地上时，是盘腿而坐还是呈M字跪坐？

· 睡觉时，觉得向哪侧躺着更舒服？

· 翘二郎腿时，是左腿在上面还是右腿？

· 就餐位置在电视机的什么方位？

· 平时是不是经常弯腰驼背地玩手机或游戏机？

· 坐在公交车上时，臀部是不是常常向前滑？

· 上班时的坐姿、站姿是什么样的？

· 站着休息时，哪只脚伸在前面？

· 挎包是背在右肩还是左肩？

· 是否受过伤？

......

可以说，正是这些形形色色的因素造就了你今天的筋膜健康状况。

也许有人说：如果小时候接受过正确的指导就好了；如果青年时期能注意到自己的这个不良习惯并努力纠正它就好了；如果壮年时期能察觉到身上的这个毛病并知道治愈它的方法就好了……

其实从现在开始做，一切都不算晚。我想努力试试，给大家提供正确的指导。

来体验一下真正的筋膜放松法吧！

目　录

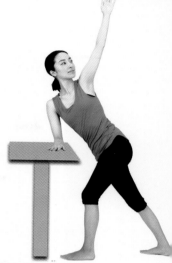

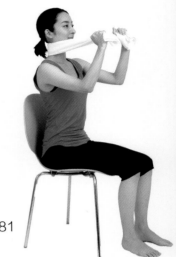

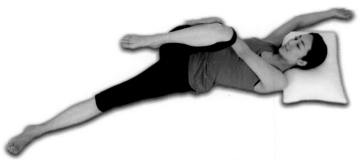

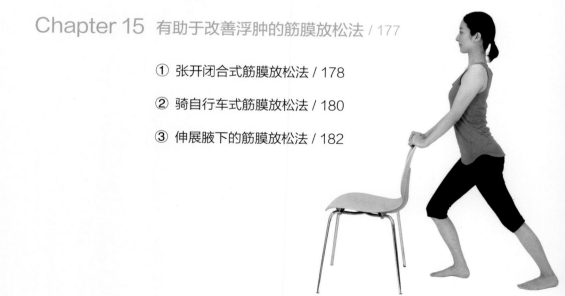

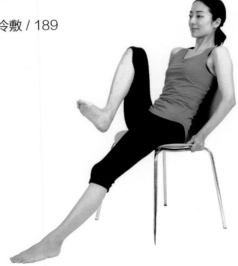

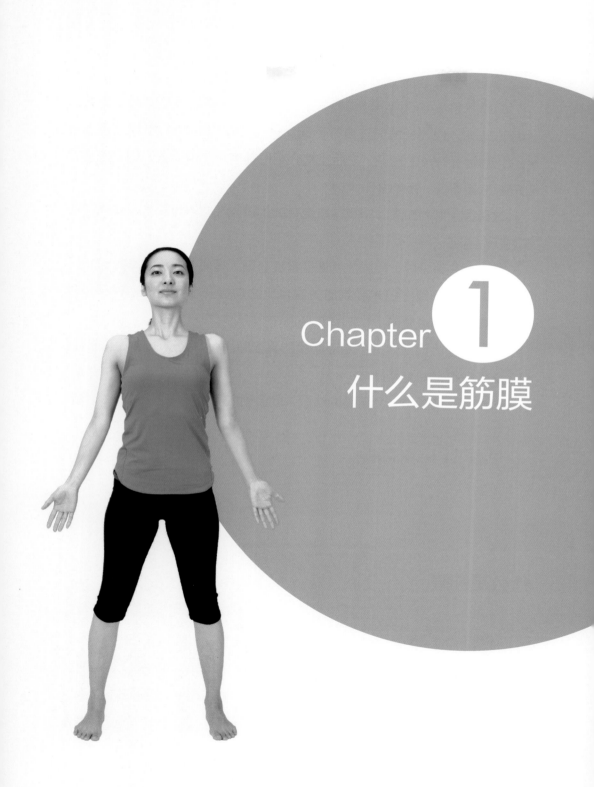

Chapter ①

什么是筋膜

"筋膜"这个词最近频繁地出现在电视、杂志上。

记得我是从1995年开始向别人介绍筋膜的重要性以及与筋膜有关的治疗方法的，但起初的关注度并不高。大约2006年前后，电视节目也开始介绍与筋膜有关的知识，之后反复介绍过很多次，但因为人们尚未意识到筋膜的重要性，反响并不大。

这是很正常的现象，毕竟与筋膜有关的研究在二十世纪七十年代才取得飞跃性进展。

如今，在医学界，筋膜的受重视程度有很大提高，其地位堪比超级巨星。近年来，筋膜在日本受到的关注也比之前提升了很多，即使是普通人，也知道筋膜这个词。

遗憾的是，很多人并不知道筋膜的真正意思，"拨筋"这种错误的民间疗法仍在很多地方盛行。

如果你对筋膜有一个正确的认识，就会明白筋膜不能强行拨，使其放松才是正确的方法。

下面说说什么是筋膜吧。

. . . .

什么是筋膜

筋膜在英语中写作Fascia。Fascia的日语译文是"膜"或"筋膜"。

膜，除了筋膜以外，还包括韧带、关节囊、腱膜、内脏囊、支持带、脊髓硬膜、大脑镰、小脑镰、小脑幕等各种各样的组织。而筋膜指的是浅筋膜、深筋膜（又称固有筋膜）、肌外膜、肌束膜、肌内膜。因此，译者在翻译Fascia的时候，必须弄清楚英语作者指的是膜还是筋膜。

在英文中，筋膜有时也会被写成Myofascia。Myofascia指的是狭义上的肌筋膜。

如字面所示，所谓筋膜，即包在肌肉外面的一层膜，但实际上筋膜也存在于一根根肌纤维之中。

而且，有的筋膜还和内脏浆膜下的筋膜（胸膜、心膜、腹膜的纤维层）连接在一起。

筋膜遍布全身，即使将筋膜以外的组织溶化成水，身体依然能保持原本的形状，所以筋膜是有"第二骨骼"之称的重要存在。

筋膜主要由位于皮下组织的浅筋膜、如贴身内衣一样覆盖在肌肉上的深筋膜、位于肌肉表面的薄薄的肌外膜（平均厚度为297微米）、包裹聚集成束的肌纤维的肌束膜、包绕一根根肌纤维的肌内膜构成（如下图所示）。

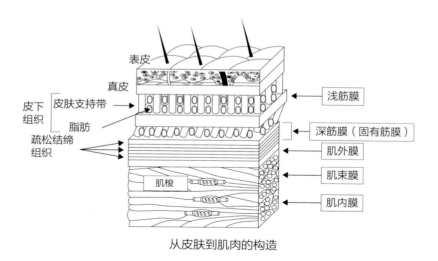

从皮肤到肌肉的构造

位于皮下组织脂肪层中的浅筋膜能向各个方向活动（如下图所示）。因为毛细淋巴管也在这个位置，所以皮肤和浅筋膜之间的滑动具有预防浮肿的作用。

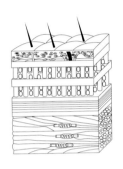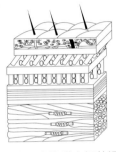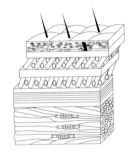

皮肤和浅筋膜之间的滑动

深筋膜由3层胶原纤维构成（如第15页上图所示），其厚度约为1毫米。3层胶原纤维分别呈斜向、纵向、横向构造，且各层之间分布着如同浸泡在水中的丝绵一样的疏松结缔组织和透明质酸，所以深筋膜的每一层都能随着身体自由活动。而且，因为深筋膜和位于肌肉表面的肌外膜之间也分布着疏松结缔组织和透明质酸，所以不仅两者可以自如的活动，其邻近的肌肉之间也不会出现摩擦。正因为如此，我们的身体才能毫无阻碍的运动。透明质酸还存在于肌内膜之间，一根根肌纤维能自如的活动也是它的功劳（如第15页下图所示）。

透明质酸作为一种重要的成分也存在于关节内。对于筋膜而言，它发挥的作用也非常大。

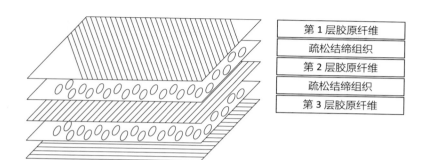

第 1 层胶原纤维
疏松结缔组织
第 2 层胶原纤维
疏松结缔组织
第 3 层胶原纤维

深筋膜的 3 层构造

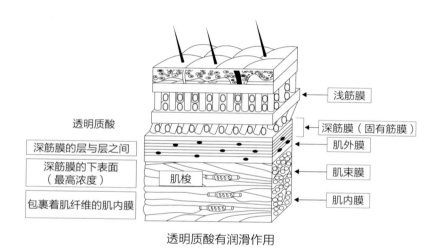

透明质酸

深筋膜的层与层之间

深筋膜的下表面
（最高浓度）

包裹着肌纤维的肌内膜

肌梭

浅筋膜

深筋膜（固有筋膜）

肌外膜

肌束膜

肌内膜

透明质酸有润滑作用

胶原纤维和弹性纤维

　　筋膜是由"胶原纤维"和少量的"弹性纤维"构成的（如第16页图所示）。深筋膜中的弹性纤维并不多，而肌内膜则大部分都是胶原纤维。

　　胶原蛋白是胶原纤维中的一种重要组成部分，胶原蛋白有各种各样的类型，筋膜中的胶原蛋白属于Ⅰ型。Ⅰ型胶原蛋白与存在于软骨等地方的Ⅱ型胶原蛋白有些不同，它是一种人体中存量最多的胶原蛋白，在皮肤、筋膜、肌腱、骨骼等地方都能看到它的身影。

皮肤、筋膜和肌肉不是木板、混凝土。如果外部对它们施加了力量，都必须毫无抵抗地承受，并在这股力量的作用下改变形状。之所以能改变形状是胶原蛋白的功劳。身体承受外部力量，不仅指与别人碰撞时或手臂被拉拽时某个身体部位受到冲击，还指坐在椅子上时臀部有些变形、背部因姿势不好而有点驼、体形随着脂肪的增多发生变化等各种各样的状态。

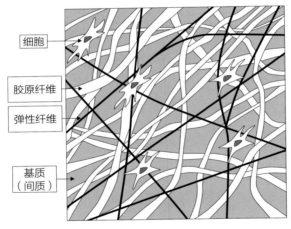

筋膜的胶原纤维和弹性纤维

当身体受到外部力量时，胶原蛋白或调整身体的形状，或像吊床一样随着身体的动作改变自身的形状。胶原蛋白不仅能自由自在地改变形状，当人被拉拽时，它还能像皮带一样承受这股力量。

弹性蛋白是弹性纤维的重要组成部分，它以和胶原蛋白搀杂、重叠在一起的方式存在。弹性蛋白能像橡皮管一样伸缩，当施加给身体的力量消失后，还能像橡皮管一样恢复原来的形状。

比如，当我们坐在椅子上的时候，臀部在上半身的挤压下所呈现的是扁平状。这个时候，弹性蛋白会像橡皮管一样被拉长，而胶原蛋白则会像吊床一样改变形状（如下图中的"伸展位"所示）。如果过一会儿我们从椅子上站起来，臀部就会恢复原先的形状。这是因为被拉长的弹性蛋白像橡皮管一样恢复原先的长度，同时胶原蛋白也恢复了原状（如下图中的"短缩位"所示）。

换言之，胶原蛋白和弹性蛋白是通过互相合作控制身体的松紧平衡的。

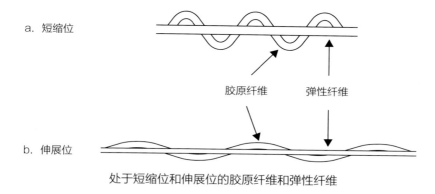

a. 短缩位

胶原纤维　　　弹性纤维

b. 伸展位

处于短缩位和伸展位的胶原纤维和弹性纤维

如果筋膜出现问题了

如果长时间保持不良姿势或经常做偏向某一侧的动作，就会给身体的某些部位增添不必要的负担，让身体变得左右不对称。而且，筋膜也会渐渐变得无法灵活活动。通常，筋膜会因我们反复做同一个动作、长时间保持同一个姿势或受伤而变得越来越不灵活。

筋膜一旦变得不灵活，肌外膜中的一部分胶原蛋白和弹性蛋白就会聚集在一起。如此一来，包裹胶原蛋白和弹性蛋白、缓缓流动的水溶液（基质）就会变得像明胶一样胶黏，而胶原蛋白和弹性蛋白就无法自由活动（如下左图所示）。用专业一点的话语解释就是：基质因为一部分筋膜聚集在一起（高密度化）而出现脱水症状后，从胶体溶液的状态变为像明胶一样的凝胶状态。而且，有润滑作用的透明质酸也会聚集在一起，变成明胶状，进一步增加整体的黏稠度。这些都属于筋膜的机能异常现象。

※筋膜机能异常：指筋膜的高密度化、基质的凝胶化、透明质酸的集聚化。

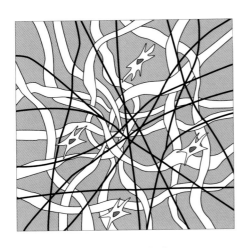

发生错位的筋膜

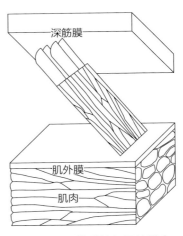

肌纤维从肌外膜钻入深筋膜中

出现筋膜机能异常现象后，位于筋膜上方的皮肤和筋膜下方的肌肉都会变得难以活动。位于肌外膜上方的深筋膜如同一件发挥搭桥作用的毛衣。因为一部分肌纤维从肌外膜钻入深筋膜中（如第18页右图所示），所以如果包裹肌肉的某部分肌外膜出现问题，发生错位的筋膜就会越过关节不断影响其他肌肉（如下左图所示）。

坏影响通过肌外膜、肌束膜、肌内膜传递给每根肌纤维后，肌纤维的活动能力、机能就会下降。结果是，人体无法发挥出足够强大的肌肉力量，肌肉的柔软度变差。如果是经常运动的人，不仅运动表现会变差，而且还会受伤。

筋膜出现问题的人通常会觉得关节周围有些疼。虽然原因出在变硬的肌外膜上，但他们会觉得疼痛来自关节。不过，如果按压肌外膜的特定部位，他们会疼得跳起来。他们之所以觉得关节周围有些疼，是因为肌束膜、肌内膜中的胶原纤维在变为平行排列后变成了肌腱（如下右图所示）。筋膜的紧张会拉扯肌腱，而肌腱又会拉扯关节囊，因此作为疼痛容纳器的关节囊就会让他们感受到疼痛。如果要用一句话总结，就是：虽然大多数筋膜有问题的人觉得疼痛来自关节周围，但实际上出问题的大多是筋膜，而非关节。

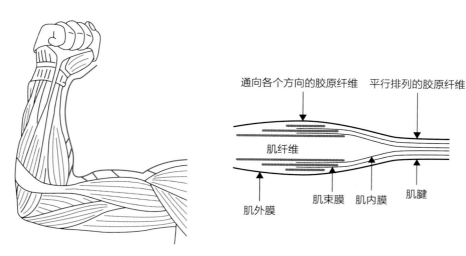

位于肌外膜上方的"贴身内衣"——深筋膜　　　　　肌腱是筋膜改变形状后的产物

筋膜一旦出现机能异常现象，身体就会为了让其他部位"保护"异常部位而出现代偿反应。换言之，筋膜异常所产生的不良影响会通过深筋膜向更广的范围扩大。而且，筋膜无法靠自己的力量缓解这种异常。人如果想保持正确的姿势，做正确的动作，都会受到限制。结果是，人体出现筋膜疼痛、肌肉力量下降、身体柔软度下降、运动表现变差、日常活动质量下降等现象。

筋膜除了给血管、神经、淋巴管提供支持外，还有一个非常重要的机械性机能，即为血管、神经、淋巴管提供通道。因此，有时筋膜发生错位，甚至会影响到肌肉、血管、神经。

筋膜放松法是一种可让错位筋膜恢复正常的非常有效的方法。

什么是筋膜连接

筋膜通过肌外膜和深筋膜让身体在多个方向上建立连接。建立连接的方向主要有6个（如第21页图所示）。

前方运动的连接是向前活动手臂、腿或倾斜身体时建立的连接。

后方运动的连接是向后活动手臂、腿或倾斜身体时建立的连接。

内侧运动的连接是让手臂、腿靠近身体或让身体保持笔直状态时建立的连接。

外侧运动的连接是向外活动手臂、腿或向左右倾斜身体时建立的连接。

内旋运动的连接是向内扭转手臂、腿或让身体向内转动时建立的连接。

外旋运动的连接是向外扭转手臂、腿或让身体向外转动时建立的连接。

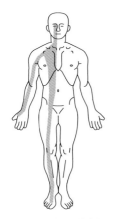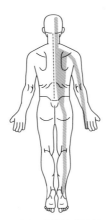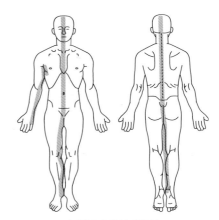

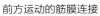

前方运动的筋膜连接　　　后方运动的筋膜连接　　　　　内侧运动的筋膜连接

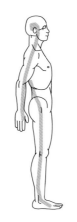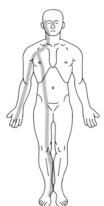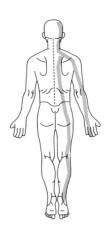

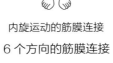

外侧运动的筋膜连接　　　内旋运动的筋膜连接　　　外旋运动的筋膜连接

6 个方向的筋膜连接

除了这6个方向外，还有对角线的连接，即向前方和外侧的中间位置活动时建立的连接、向前方和内侧的中间位置活动时建立的连接、向后方和外侧的中间位置活动时建立的连接、向后方和内侧的中间位置活动时建立的连接等4种连接（如第23页上图所示）。

除此之外，还有呈螺旋状的筋膜连接，即始于前方和外侧的筋膜螺旋连接、始于前方和内侧的筋膜螺旋连接、始于后方和外侧的筋膜螺旋连接、始于后方和内侧的筋膜螺旋连接等4种连接（如第23页下图所示）。这些都是人走路、跑步或做投球、拍球、跳跃等动作时，身体会建立的重要连接。

综上所述，筋膜建立连接的方向是多种多样的。而放松筋膜就是如同熨衣服般让各种连接中错位的筋膜变得平滑。

. . . .

什么是筋膜放松法

放松筋膜法的目的是让发生错位的筋膜恢复原状，让肌肉和筋膜恢复正常的伸展性，让肌肉能自如地活动。

针对深筋膜这种遍布全身的立体结构组织的放松法尤其重要，因为它由胶原纤维（让筋膜具有一定强度和形态）和弹性纤维（让筋膜具有形态记忆性和伸展性）构成，而这两种纤维对姿势和运动的控制都很重要。

因此，筋膜的异常粘连有可能会降低筋膜与位于深层的肌肉、内脏等组织之间的滑动性和运动性，阻碍我们保持抗重力姿势以及自如地做功能性强、效率高的运动，引发便秘、消化不良等导致内脏机能下降的

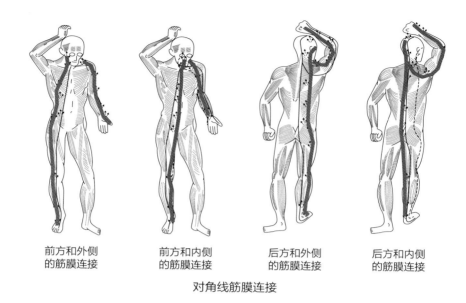

前方和外侧
的筋膜连接 　 前方和内侧
的筋膜连接 　 后方和外侧
的筋膜连接 　 后方和内侧
的筋膜连接

对角线筋膜连接

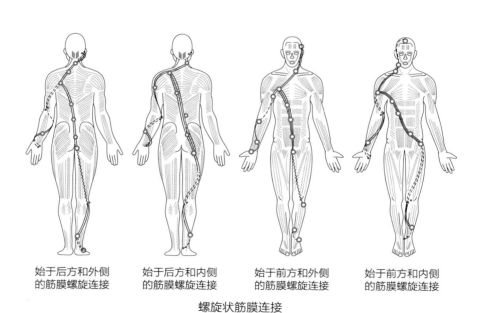

始于后方和外侧
的筋膜螺旋连接 　 始于后方和内侧
的筋膜螺旋连接 　 始于前方和外侧
的筋膜螺旋连接 　 始于前方和内侧
的筋膜螺旋连接

螺旋状筋膜连接

问题。

因肌肉和筋膜失调（特别是成长期的长时间失调）而出现慢性症状时，必须接受筋膜放松法的治疗。

所谓"放松"，即"解除""消除"限制。花时间消除向四面八方伸展的胶原纤维和弹性纤维的错位现象，是放松筋膜的基本做法。拉伸运动是向固定的方向拉伸，而放松筋膜的方向不是固定的，它是一门消除各个方向的限制的技术。在放松筋膜时，绝不可以采取强行"拨"之类的方式。因为这么做只会弄伤筋膜，让筋膜的机能变得更加异常。记住，绝不可以采用"拨筋"这种民间疗法。

再强调一下：放松深筋膜的目的是消除部分胶原纤维和弹性纤维聚集在一起的状态（高密度化）。

因为筋膜的基质呈黏黏糊糊的凝胶状，所以让它变为缓缓流动的胶体溶液是需要花时间的。在得到放松前，胶原纤维还处于错位状态，这时使用蛮力反而会导致相反的效果。反之，如果以舒服、温和的方式持续不断地伸展身体，就能让基质的密度从凝胶状变为溶液状，消除胶原纤维的限制。

当我们放松筋膜时，放松大约10秒就能让弹性纤维得到伸展。之后，伸展的感觉会消失（受到了胶原纤维的限制），而真正的放松也正是始于这个时候。如果以温和、舒服的伸展状态保持90秒~3分钟（再长一点就是5分钟），就能解除胶原纤维的限制，让发生错位的筋膜获得解放。

在每天的生活中越是过于劳累，越容易让筋膜变得僵硬。在结束一天的工作之后再花时间放松筋膜，是一件很困难的事。如果不想让筋膜变得僵硬，理想的做法是，每天定期让处于紧张状态的自己清零。是否能做到这一点，很重要。

我们可以通过每天至少放松筋膜3次（如上午、下午、晚上沐浴后各放松1次），让筋膜得到放松。如果你能按照这种做法放松2个星期，身体就能活动轻松自如。如果能在此基础上再坚持2个星期，你或许就能听到"姿势变好了啊""后背真直溜啊""走路的姿势变漂亮了""看起来变年轻了"等赞语。

不可以揉捏、拍打身体吗

并不是说绝对不可以。如果问题只出在肌肉上，这么做可以让肌肉获得放松。但是，大多数时候放松肌肉上的深筋膜效果会更好。如肩酸多是由过去手腕受伤或脚扭伤等原因引起的。这种情况下，是否考虑筋膜的各种连接关系并放松筋膜，就显得很重要。

下面看看在揉捏肩上的斜方肌后和做过筋膜放松运动后，肌肉硬度在超声弹性成像中所呈现出的差别吧。图中红色部分是柔软的肌肉，绿色部分是僵硬的肌肉。虽然在揉捏肩膀后，其表面的肌肉（斜方肌的上部纤维）变柔软、变红了，但其深层的肩胛提肌并未受到影响（如第26页中图所示）。

而在对筋膜做过放松运动后，不仅表面有变化，连位于深层的肩胛提肌都变成了红色或橙色（如第26页下图所示）。

虽然只放松了90秒，效果也很明显。

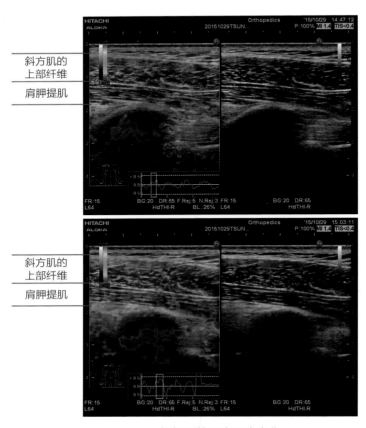

斜方肌的
上部纤维

肩胛提肌

斜方肌的
上部纤维

肩胛提肌

揉捏后的肌肉硬度变化

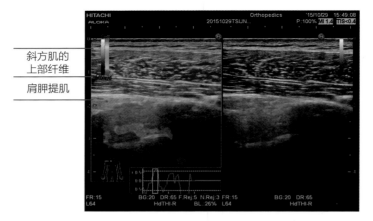

斜方肌的
上部纤维

肩胛提肌

放松筋膜后的肌肉硬度变化

由此可见，筋膜放松运动具有让变硬的深层肌肉获得放松的效果。也可以说，让深层肌肉也得到放松是筋膜放松运动的一大特征。放松范围之广，自不用说。

放松筋膜时的注意点

随着筋膜不断得到放松，我们会感到胀痛感或疼痛感有所减轻，感觉身体组织就像固体黄油化开一样变得柔软。在放松的过程中，通过以稳定姿势做每个动作，让自己的身体变轻松，也很关键。

如果我们成功地放松了筋膜，弹性纤维就能让身体组织恢复原来的形态和柔软度，就能重新以正确而理想的姿势示人。而且，还能感觉到肌肉力量增加、运动表现力提升，开展日常活动成为一件轻松的事。

不过，具体有什么样的反应有时也因人而异。换言之，具体的感觉有时会随着个人情况的变化而变化，如疼痛的强度、营养状态、压力状态和生活方式、烟酒以及包含镇静剂在内的药物摄取量（或过量摄取）等。因此，评估放松效果时有必要综合这些因素。

筋膜放松运动结束后，为了让积聚在组织内的有害物质排出体外、减轻不舒服的感觉，应喝1~2杯常温水。

筋膜放松运动也有不宜做的时候

筋膜会因各种原因逐渐失去活力，如特定肌肉的过度使用、手术后疤痕或炎症的存在、偏向某一侧的肌肉使用方法、姿势的不正确、错误的运动方法、持续不断的身体压力或精神压力等。

而且，还会出现筋膜粘连、筋膜营养供应不足、肌筋膜疼痛、柔软度下降、牵涉性痛、肌肉力量下降、活动能力下降、软骨变形、循环不好、感觉异常等不良情况。

针对这些情况，我们可以用温和的方式放松筋膜（尤其要消除深筋膜的限制），减轻肌肉、血管、神经等身体组织的负担以及身体的疼痛，提升活动量，改善活动质量。

如果是患有疾病的人，通常让理疗师对其开展筋膜放松等治疗，即可调整筋膜的状态。有的理疗师为了维持治疗效果，还会教患者自我放松筋膜的方法。

如果平时有"身体僵硬""总有不适感""稍微动一下都觉得疼""总觉得使不上劲"等不舒服的症状，但还未到需要上医院的程度，做自我放松筋膜的运动是能看到效果的。

但也有不宜放松的情况。

比如，患有恶性肿瘤、急性期类风湿关节炎，或局部有血肿、开放性损伤（皮肤裂口或龟裂）、缝合部、尚未痊愈的骨折等时，不宜做放松运动。

除此之外，虽然没有其他禁忌，但如果在放松筋膜时感觉无法消除疼痛或疼痛反而有些加剧，建议去医院看看。这有可能是因为身体藏着什么疾病，所以一定要谨慎对待。

试着放松筋膜吧

即使只是为了让自己保持正确的姿势、正确地使用身体，我们平时在活动身体时也应留意有没有总是使用身体的某一侧。是否做到这一点，很重要。当然，肌肉的力量和柔软度，也是很重要的。

不过，在这之前，让如网眼般包裹着肌肉的筋膜得到放松、消除错位现象，才是当务之急。

和过去只放松肌肉的拉伸运动相比，自我筋膜放松运动更具优势。它是一个能温柔地放松、调整错位筋膜的方法。在动作熟练前，先从放松20~30秒开始做起；待动作熟练后，再延长到90秒以上吧。如果能在感受全身连接的同时有意识地从身体内侧开始持续不断地做放松运动，应该就能取得最大的放松效果。

千万不可一直拼命地做放松运动、强迫自己拉伸肌肉或忍着疼痛放松筋膜。

以自己觉得舒服的温和方式持续放松身体，直到自己满意为止。静下心来等待筋膜像化开的固体黄油一样呈现出全方位的放松吧！如果筋膜能向任意方向自由活动（即已消除筋膜的错位现象），不仅位于筋膜上方的皮肤和筋膜下方的肌肉能自由活动，身体也会变得轻盈。

在放松筋膜时播放一首优美的歌曲，也能提升放松效果。

做筋膜放松运动时需要注意的关键点

放松胶原纤维是需要一定时间的。

以不强迫自己、不让自己疼的方式

慢慢地、持续不断地放松筋膜。

动作熟练后再将放松时间延长至90秒以上。

在放松筋膜的时候，

用心感受自己和地板的位置关系，

感受哪个部位比较硬或处于紧张状态，

是件重要的事。

慢慢地呼吸，

好好地享受

"身体上的疼痛感或活动身体时的僵硬感得到缓解，

全身上下舒展开，

身体如同化开的黄油一样变得很软"。

1天之内多次放松筋膜

（比如上午、下午、晚上沐浴后各放松1次），

让身体多次清零，

可提升放松效果。

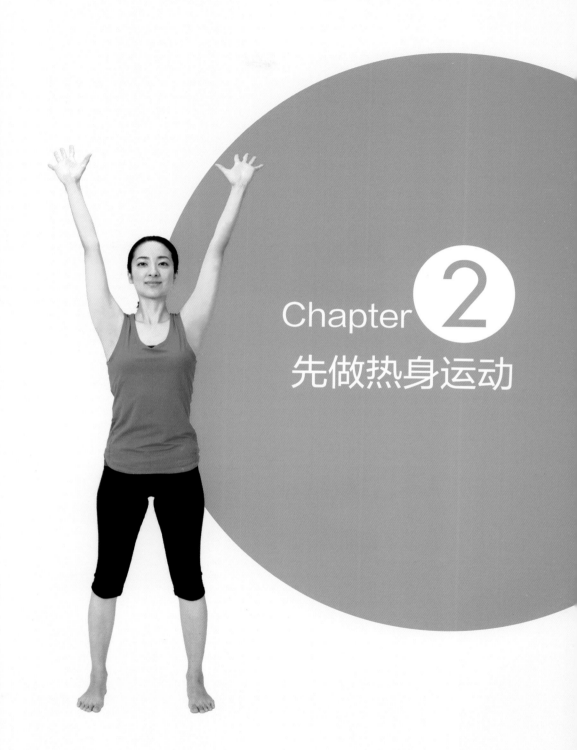

Chapter 2

先做热身运动

仰卧放松全身的筋膜放松法 90秒

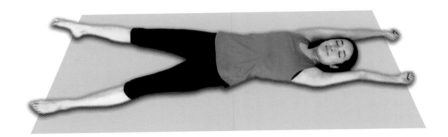

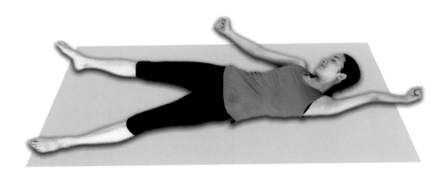

① 仰卧，脊背贴在地板上，将手臂举过头顶（或伸向一侧），脚尖往远离身体中心方向伸，手臂和腿伸直。

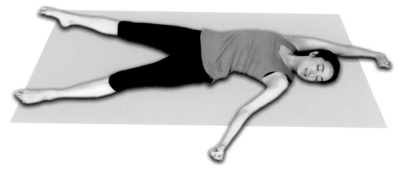

❷ 挺起胸膛。

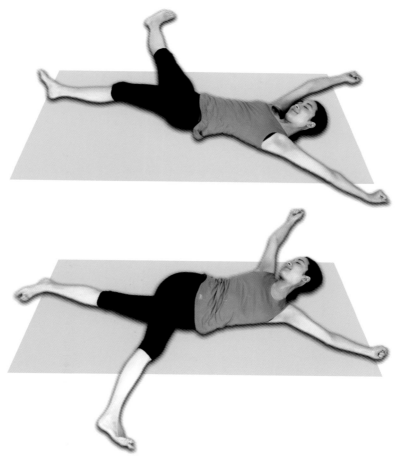

❸ 向各个方向做让身体觉得舒服的伸展动作。

33

坐着放松全身的筋膜放松法 90秒

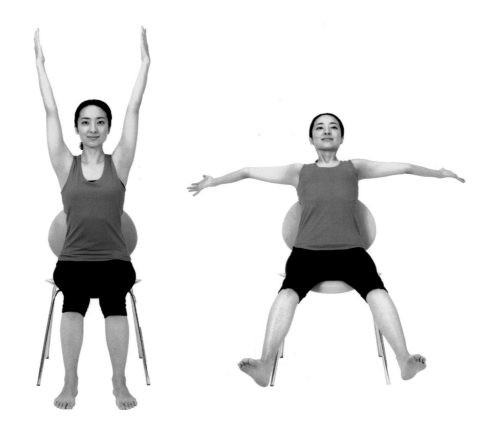

① 双脚贴着地板，臀部完全坐在椅子里，张开双臂。

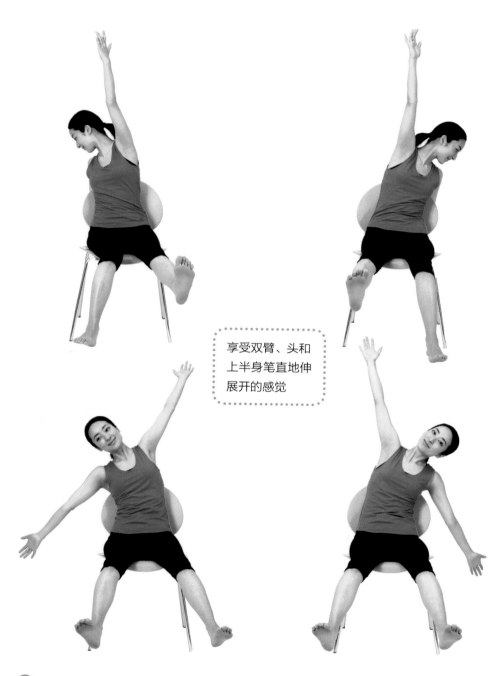

享受双臂、头和
上半身笔直地伸
展开的感觉

② 挺胸，双臂向各个方向活动，同时上半身也慢慢地向各个方向活动。

3 站着放松全身的筋膜放松法 90秒

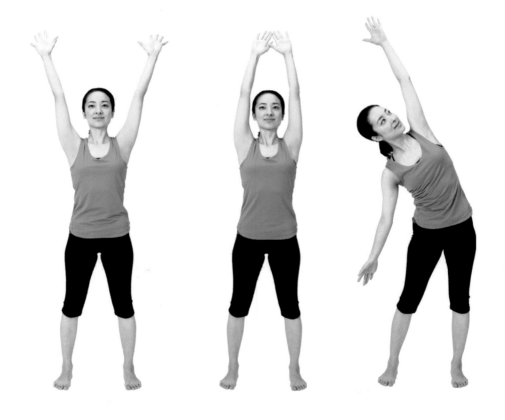

① 双脚稳稳地站在地板上，双臂向各个方向活动，上半身也同时慢慢地
　 向各个方向活动。

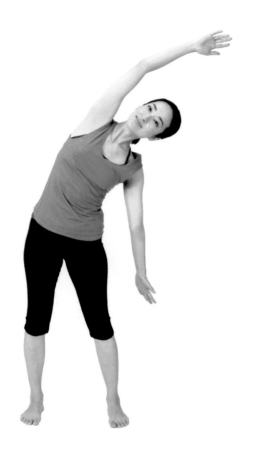

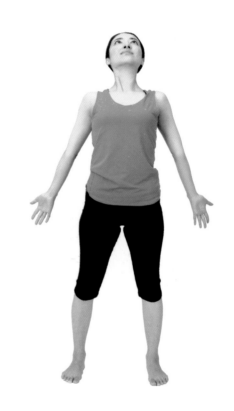

② 挺起胸膛。

能否体会到双臂、头和上半身如同笔直的竹管般伸展开的感觉，很关键

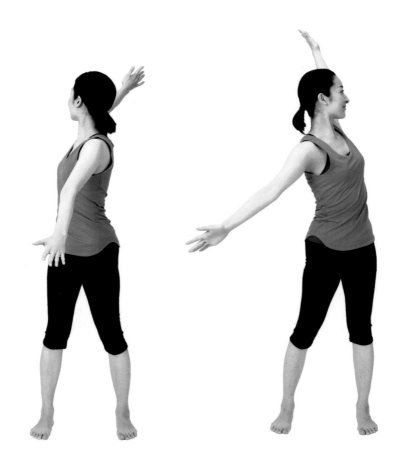

③ 把身体重心放在双脚上，在地板上站稳（更准确地说是双脚紧抓地板），活动双臂、上半身。

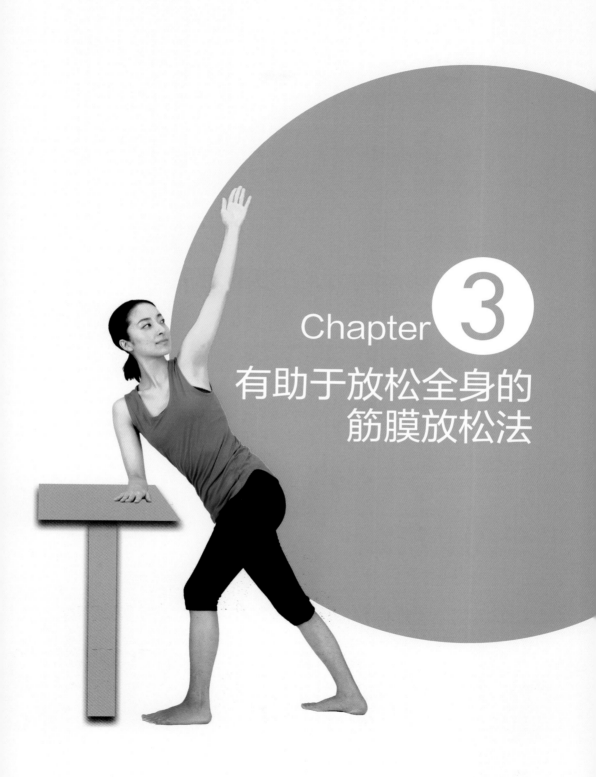

Chapter **3**
有助于放松全身的
筋膜放松法

本章介绍的均为有助于调整全身筋膜的基本放松法。

将它们作为运动前的热身练习或运动后的筋膜调整练习，也能取得不错的效果。

如果平常一有时间就练练这些放松方法，身体会发生脱胎换骨般的变化。

 基本方法 1 让身体伸得笔直的L形筋膜放松法 30秒 3次

该方法能有效放松身体前方和后方的筋膜连接（参见第21页）。

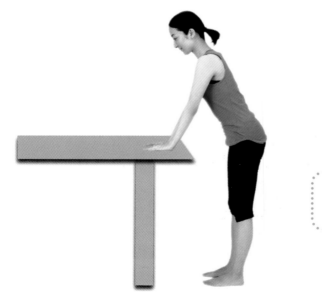

> 双腿伸直，双脚紧抓地板站着

❶ 身体向前倾，双手放在桌子上，用双手支撑体重。

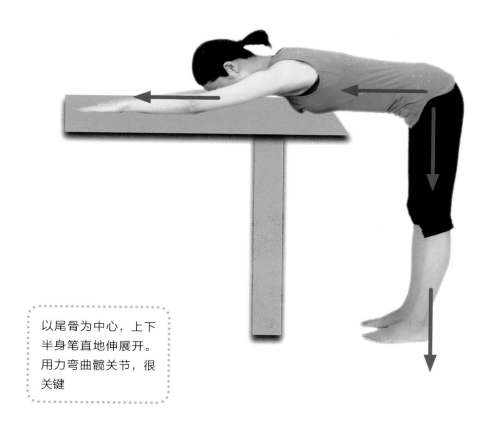

以尾骨为中心，上下
半身笔直地伸展开。
用力弯曲髋关节，很
关键

② 上半身和臀部一起向手臂的方向伸展。

　　按照上述步骤放松30秒，反复练习3次。动作熟练后，可延长放松的
时间。

　　腰痛者、大腿背面或腿肚子的肌肉有些僵硬的人、驼背的人练习该方
法，也能取得不错的效果。

41

抬起下颌、弯曲腰部、臀部前倾或后倾，都是错误的。

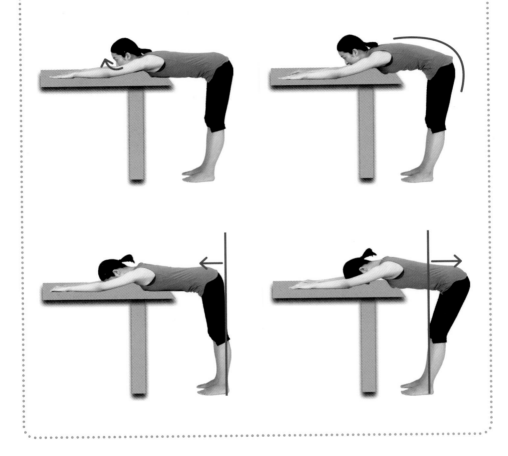

侧弯的筋膜放松法

该方法能有效放松身体内侧和外侧的筋膜连接（参见第21页）以及对角线的连接（参见第23页）。

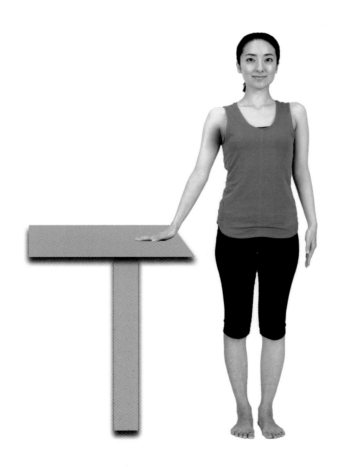

1 将一只手放在桌子上或椅子靠背上。

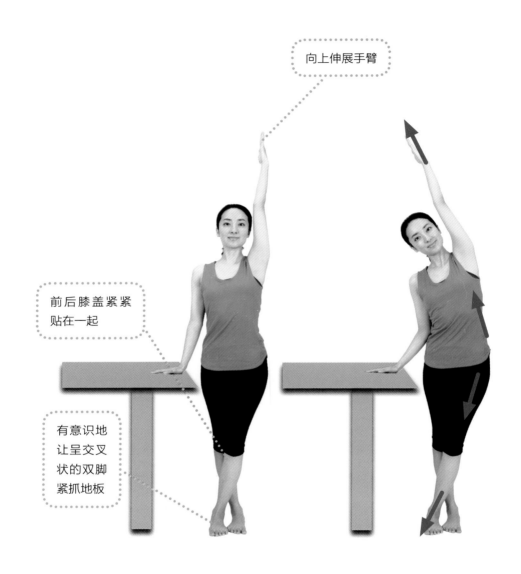

向上伸展手臂

前后膝盖紧紧
贴在一起

有意识地
让呈交叉
状的双脚
紧抓地板

❷ 双脚交叉，另一只手
伸过头顶。

❸ 伸过头顶的手越过头顶，
向桌子侧弯，让整个身体
的侧面放松30秒。

左右各反复3次。动作熟练后，可延长放松时间。

　　多花点时间放松伸展困难的那一侧。腰痛的人如果经常花时间放松伸展困难的那一侧，就能逐渐减轻疼痛。而且，骨盆左右的高度也能得到调整。

错误动作示例

双脚交叉后没有紧抓地板、靠近桌子这侧的骨盆明显低于另一侧、前后膝盖没有贴在一起，都是错误的。

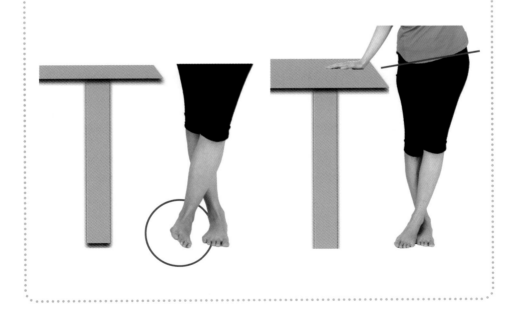

45

回头看式筋膜放松法

该方法能有效放松身体前方和后方的筋膜连接（参见第21页）以及螺旋连接（参见第21页）。

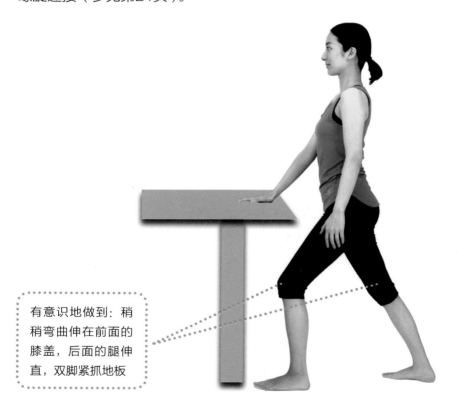

有意识地做到：稍稍弯曲伸在前面的膝盖，后面的腿伸直，双脚紧抓地板

❶ 做出走路的姿势，右手和左脚伸在前面，右手放在桌子上或椅子后背上。

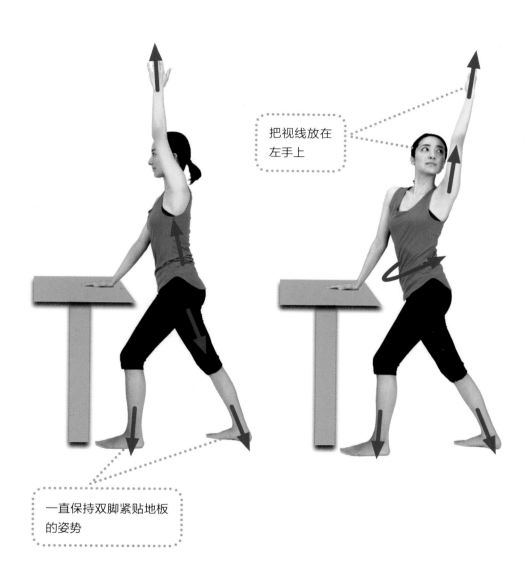

把视线放在
左手上

一直保持双脚紧贴地板
的姿势

② 向天花板方向伸展左手
后，让身体放松20秒。

③ 向左转动身体，向左斜后
方伸展左手后，让身体放
松20秒。

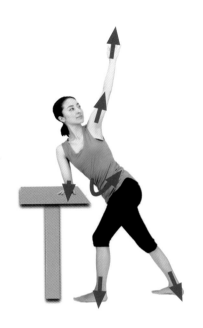

④ 弯曲右肘，小臂靠在桌子上或椅子后背上，再次扭转身体，让身体放松20秒。

接着，按照上述步骤换另一侧放松身体。左右各反复放松3次。动作熟练后，可延长放松时间。多花点时间放松伸展困难的那一侧。

该放松法对调整走路方式也有一定的效果。我们走路的时候都是右手和左脚、左手和右脚一起伸到前面，这是人类筋膜进化的证明。无论身体的前面还是后面，筋膜都以左右交叉的方式连接在一起（见下图）。也正因为如此，我们才能行动自如。

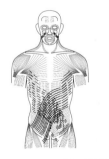 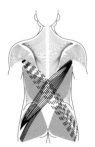

前后的筋膜交叉

以长颈鹿为例，长颈鹿的筋膜未呈交叉状，所以，长颈鹿走路时，是同侧的两只脚一起伸到前面。而我们人却可以无障碍同时活动不同侧的手脚。

不过，即使我们自己没有意识到，也存在"右手更容易向前摆动，左手更容易向后摆动"这种非对称性。坐着时总是无意识地把左腿搭在右腿上的人，走路时也更容易先伸出左腿，也更容易先向前摆动右手。

存在左右差别的人在练习回头看式筋膜放松法时，往往存在容易伸展的方向和伸展困难的方向。以右手更容易向前摆动的人为例，他们在向上举起右手后往往很难再扭转手臂。

错误动作示例

弯曲后面的膝盖、伸直前面的膝盖、抬起后面的脚后跟、曲肘时大臂与小臂呈锐角，都是错误的。

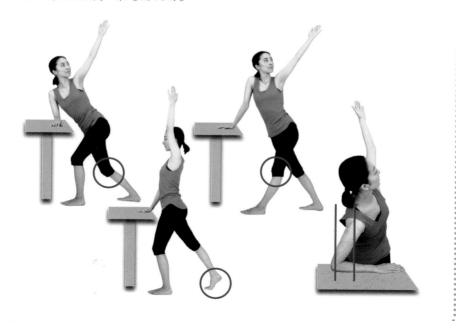

应用 1　外开内闭式筋膜放松法

该方法能有效放松身体内侧和外侧的筋膜连接（参见第21页）。

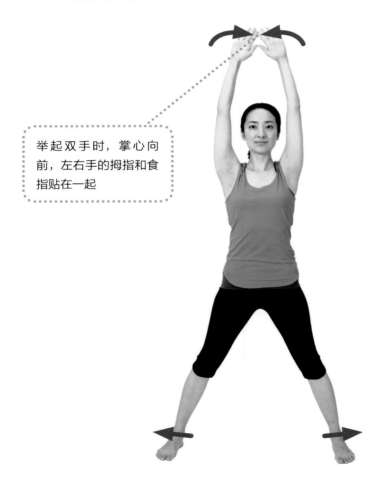

举起双手时，掌心向前，左右手的拇指和食指贴在一起

① 张开双脚站立，双手举过头顶，放松20秒。

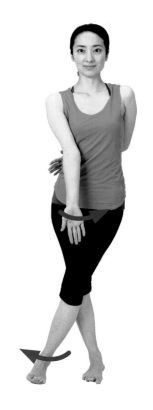

② 在身体的前面伸直右肘，掌心朝前，右手从小指开始向左伸展。左手
放在身后，曲肘，手指伸直。左腿放在右腿前，与右腿呈交叉状。让
身体放松20秒。

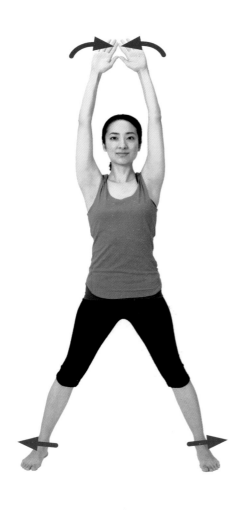

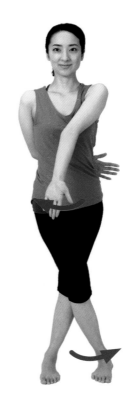

③ 张开双脚站立、双手举过头顶，放松20秒。

④ 让放在身体前面的左手与放在身体后面的右手呈交叉状。右腿放在左腿前，与左腿呈交叉状。让身体放松20秒。

反复练习3次。动作熟练后，可延长放松时间。

错误动作示例

掌心未朝向前方、扭着身体，都是错误的。

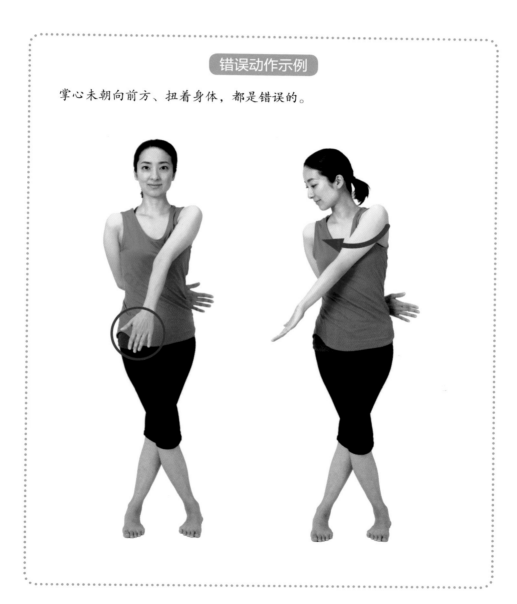

向内、向外转动式筋膜放松法

该方法能有效放松身体内旋和外旋的筋膜连接（参见第21页）。反复练习3次。动作熟练后，可延长放松时间。

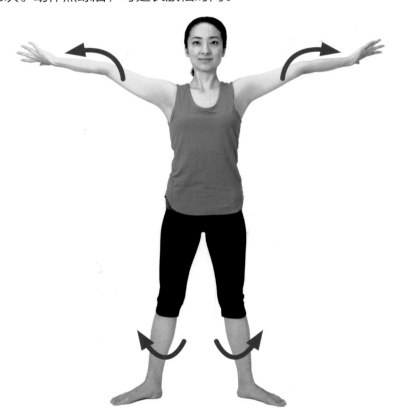

① 双脚站立，距离比肩宽略宽。然后以脚后跟为支点，左右脚的脚尖向外侧转动。伸直双肘，双手向外转动，让身体放松20秒。

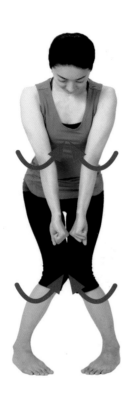

错误动作示例

双手向外转动时腰向前挺、向内转动时哈腰，都是错误的。

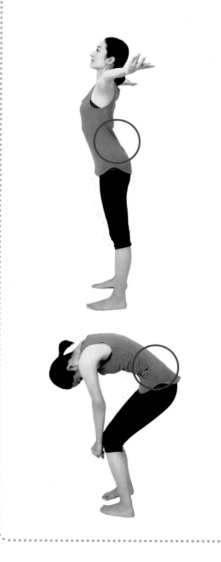

② 以脚后跟为支点，左右脚的脚尖向内转动。伸直双肘，双手的手背在身体的前面向内侧转动至贴在一起，让身体放松20秒。

模仿芭蕾舞的筋膜放松法

60秒
3次

该方法能有效放松身体对角线的连接和螺旋连接（参见第23页）。

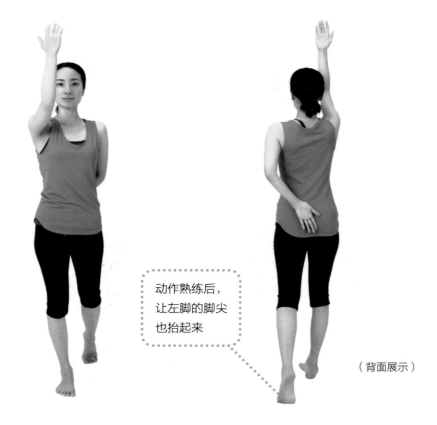

动作熟练后，
让左脚的脚尖
也抬起来

（背面展示）

❶ 把身体重心放在右脚上，稍稍弯曲左膝，左脚跟提起，左脚尖着地。
保持右脚紧抓地板的状态，边向外侧扭转右侧肩膀，边向天花板方向
伸展右手，掌心朝向后方。

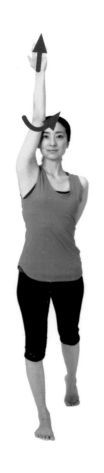 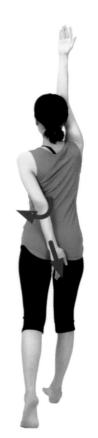

（背面展示）

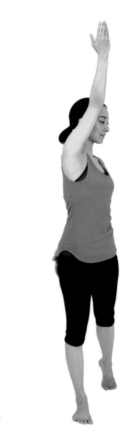

② 边向内侧扭转右侧肩膀，边向地板方向伸展左手，掌心朝向后方。让身体放松30秒。

③ 向左转动身体，让身体放松30秒。

以同样的方式放松另一侧。左右各反复练习3次。动作熟练后，可延长放松时间。多花点时间放松伸展困难的那一侧。

驼背的人、一举手就容易向后仰的人练习该方法，能取得不错的效果。在练习该方法时，全身上下都能以正确的方式得到伸展，练得多了自然能调整身形，让姿势看起来越来越年轻。

错误动作示例

伸展的胳膊肘呈弯曲状、掌心朝向前方，都是错误的。

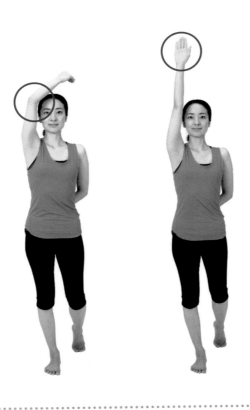

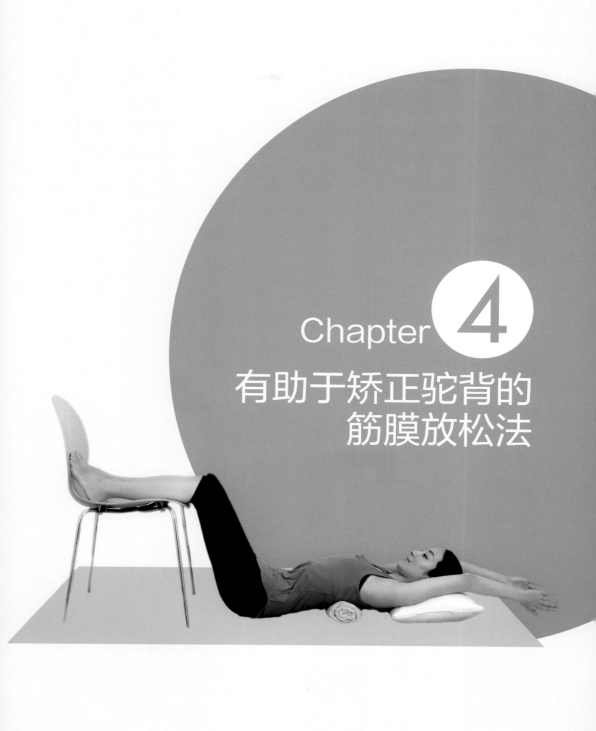

Chapter 4

有助于矫正驼背的
筋膜放松法

驼背是不良姿势的代表。

你是不是熟悉以下这几种姿势：

用手托着腮帮子，近距离写字，吃东西时用嘴去靠近食物，弓着背看电视、电脑或手机（参见下图）？

以正确的姿势坐着原本是件重要的事，但我们总想要坐得更舒服些，就会在不知不觉间坐成即使不依靠肌肉也能坐住的驼背状。如果我们要以这种姿势看前方的人或物，就会抬起下巴，让脑袋往前探（如第61页中图所示）。

后背倚靠在椅背上、臀部往前滑移，即坐在"骶骨"之上的"骶骨坐姿"也会让我们的背变得越来越驼（如第61页左图所示）。

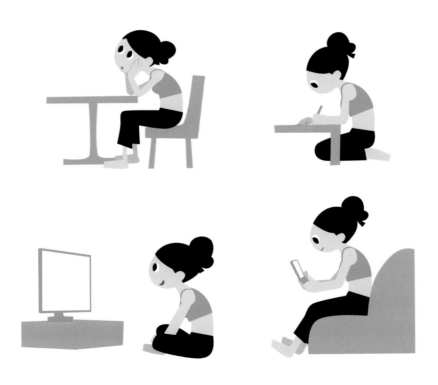

这两种坐姿，或许会让人觉得很舒服，但都是非常不好的姿势。

如果长时间以这两种姿势坐着，会形成不良的体态，并引发肩酸头疼、腰痛、便秘、肺活量低下、腹部和两臂堆积脂肪、颈椎生理曲度变直（常见于女性）等各种各样的问题。而且，还会让人看起来比实际年龄老很多。可以说，这两种坐姿有百害而无一利。

顺便说一句，理想的椅子高度是"身高×0.25－（0~2）厘米"，理想的办公桌的高度是"身高×0.183－（0~2）厘米"。此外，理想的洗碗池高度是"身高÷2+（5~10）厘米"。测量一下你的椅子、办公桌、洗碗池的高度，看它们是否适合你的身高吧。

驼背是万病之源。下面介绍有助于矫正驼背、让你的姿势逐渐接近正确姿势的筋膜放松法。

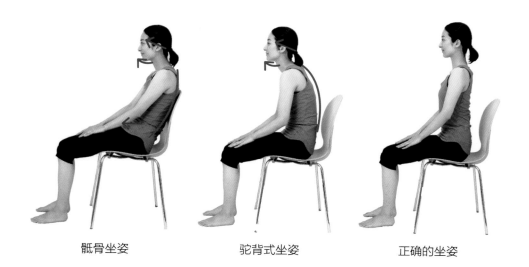

骶骨坐姿　　　　　　　　　　驼背式坐姿　　　　　　　　　　正确的坐姿

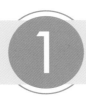 **双手高举式筋膜放松法**

30秒
3次

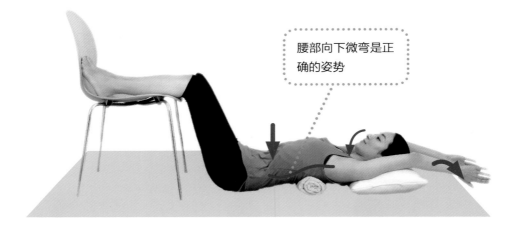

腰部向下微弯是正确的姿势

① 仰卧。为了把身体重心放在肩胛骨上，在肩胛骨下面垫一块卷成团的浴巾。头下枕一个矮枕头，往喉咙方向微微收下巴，并高举双手。把脚放在椅子或沙发上。以这种状态放松胸前30秒。

反复练习3次。动作熟练后，可延长放松时间。

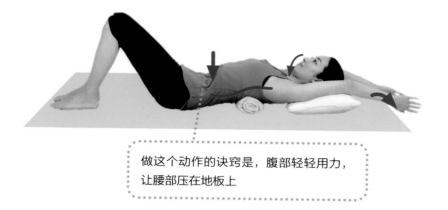

> 做这个动作的诀窍是，腹部轻轻用力，
> 让腰部压在地板上

❷ 当上一个动作熟练后，再学会以双脚踩在地板上、弯曲膝盖的状态放松身体。

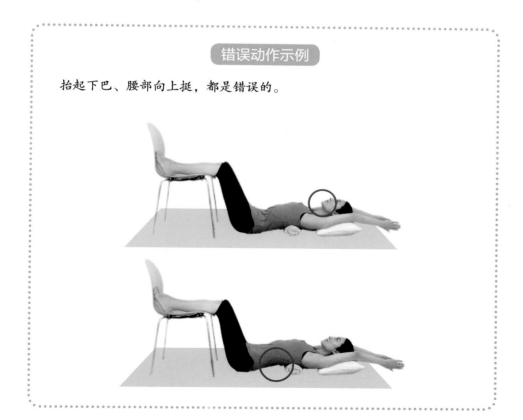

错误动作示例

抬起下巴、腰部向上挺，都是错误的。

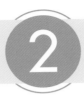

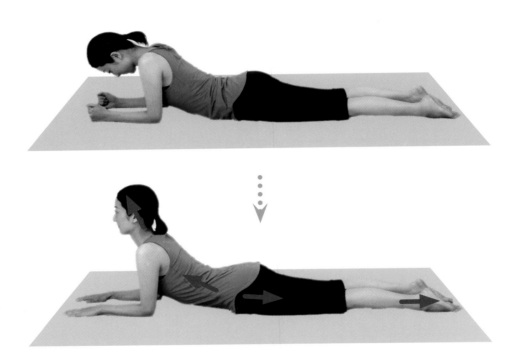

① 俯卧，以双肘为支撑点，小臂和手掌贴着地板。双腿慢慢地向脚尖方向伸展，同时以双肘为支点慢慢地向斜上方伸展身体，让身体放松20秒。

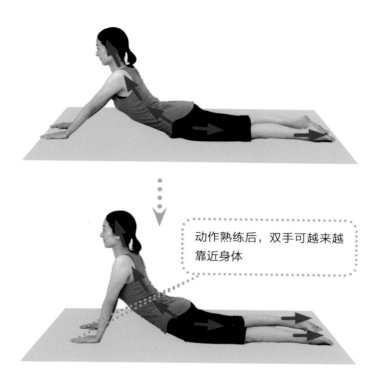

动作熟练后，双手可越来越靠近身体

② 以双手为支撑点，双腿慢慢地向脚尖方向伸展。然后还以双手为支撑点，让身体保持笔直状并慢慢地向斜上方伸展，放松20秒。

反复练习3次。动作熟练后，可延长放松时间。

错误动作示例

抬起下巴、仅仅腰部以上抬起，都是错误的。

3 以爬行的姿势向后移动臀部的筋膜放松法

30秒
3次

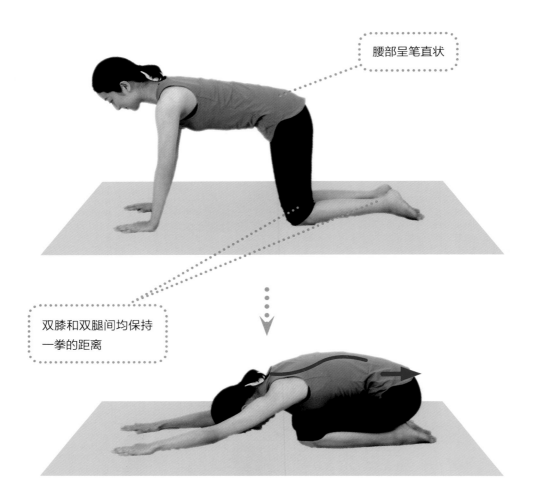

腰部呈笔直状

双膝和双腿间均保持
一拳的距离

做出爬行的姿势。接着，把双手按压在地板上，臀部往后坐。然后，以弯着腰的状态放松胸前30秒。

反复练习3次。动作熟练后，可延长放松时间。

错误动作示例

抬起下巴、向下弯曲腰部，都是错误的。

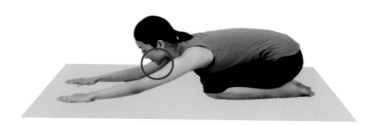

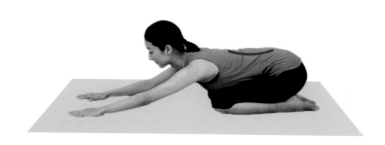

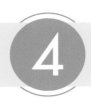

该放松法能放松一种名为"背阔肌"的宽大扁肌。

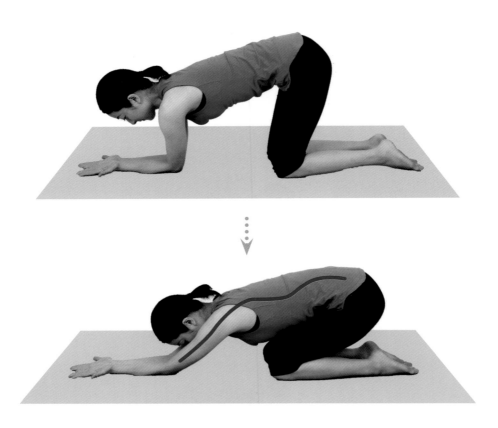

　　手掌朝上、指甲紧贴地板，两只手的前臂和小指靠在一起，双肘双膝着地。接着，臀部向后移动。然后，弯着腰，让从胸前到肩膀乃至骨盆的大半个身体放松30秒。

即使双肘快要分离或手指甲快要离开地板，也要忍着继续放松身体。这时的放松诀窍是，腹部轻轻用力，让腰部压在地板上。

反复练习 3次。动作熟练后，可延长放松时间。

错误动作示例

毫无疑问，抬起下巴、向下弯曲腰部，肯定是错误的。此外，双肘分离、手指甲离开地板，也是错误的。

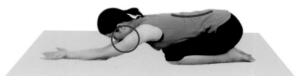

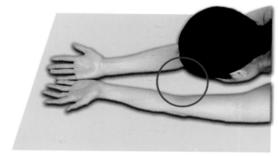

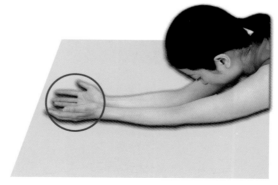

向后拉双肘、活动肩膀的筋膜放松法

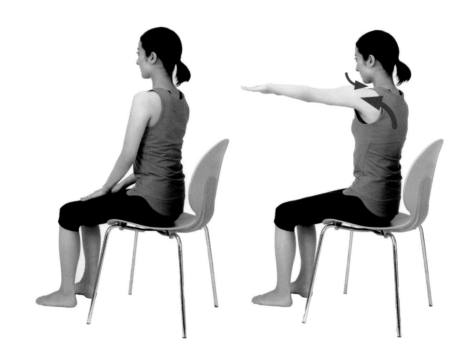

1. 坐在椅子上，脊背别过于弯曲，模仿青蛙游泳的动作：伸出双手，让两边的肩胛骨都往前伸，让处于左右肩胛骨之间的部位放松20秒。

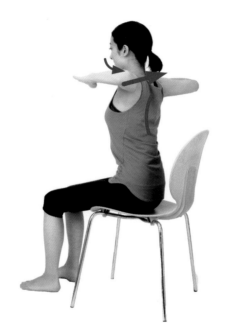

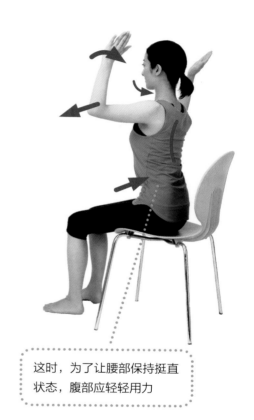

这时，为了让腰部保持挺直
状态，腹部应轻轻用力

② 接着，双肘抬至与肩同高，
向后拉双肘。虽然这时下巴
应靠近喉咙，但不能俯视，
应让眼睛平视前方。以这种
姿势放松胸前20秒。

③ 继续保持下巴靠近喉咙的姿
势，手心向前，双手上举，
双肘前伸，抬起两边的肩胛
骨。身体放松20秒。

起初阶段，总放松时间应控制在60秒内。动作熟练后，可每个步骤放松30秒、总共放松90秒。反复练习3次。

该放松法也能放松肩膀的周围部位，所以经常练习还能缓解肩颈酸痛的症状。更令人欣喜的是，它还能有效改善双下巴。如果枕头过于柔软，当我们仰面睡觉时，脑袋会陷入枕头中，下巴会往上顶，颈部前面的筋膜会伸长。久而久之，就会形成双下巴。所以不要使用过于柔软的枕头。

错误动作示例

双肘未与肩膀的高度持平、腰部往前挺，都是错误的。如果不想让腰往前挺，可坐在稍微矮一点的椅子上，或让腹部轻轻用力。

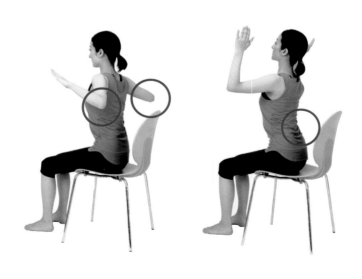

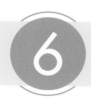 **边按压肩胛骨边转动骨盆的筋膜放松法**

练习"⑤向后拉双肘、活动肩膀的筋膜放松法"时很难抬起肩胛骨的人，可在练习⑤之前先练习该放松法，效果会更好。

矫正驼背

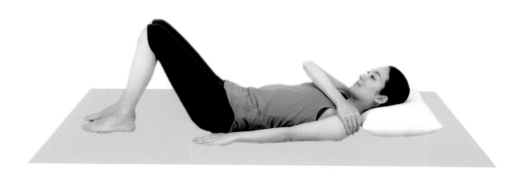

① 仰卧，弯曲双膝，把双腿支起来。右手朝地板的方向按压左侧的肩膀，让肩膀放松10秒。

73

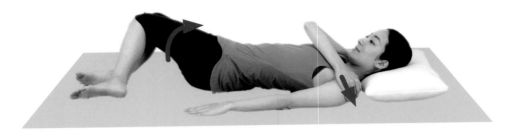

❷ 双膝和骨盆朝右侧转动，左侧肩膀快要离开地板时，就停下来放松
　20秒。

　　左右各反复练习3次。动作熟练后，可延长放松时间。多花点时间放
松伸展困难的那一侧。

错误动作示例

转动双膝和骨盆时肩膀离开地板、大幅度扭转腰部，都是错误的。容
易抬起下巴的人，请枕着枕头做。

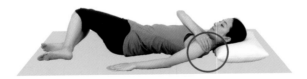

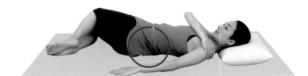

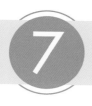

7 矩阵型筋膜放松法

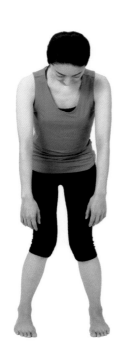
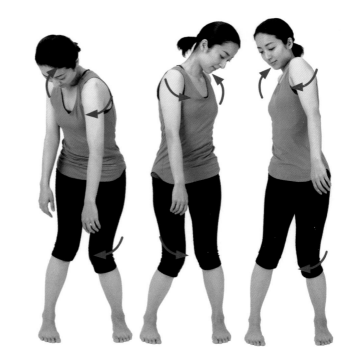

矫正驼背

1 以向前弯着身子的姿势微微弯曲膝盖，同时下巴稍稍往前探出。

2 以左右交替的方式慢慢地向后转动肩膀，让身体逐渐进入状态。与此同时，腰部朝与肩膀相反的方向慢慢地扭转。这个动作的诀窍是腹部轻轻用力。

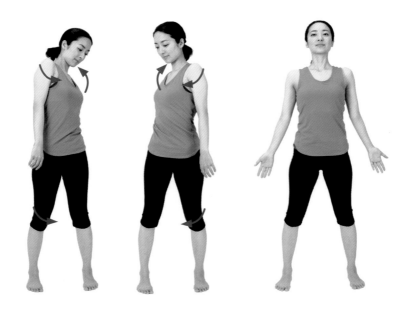

③ 边转动肩膀和腰部，边逐渐立直身体。注意不让腰过于向前挺。在立直身体的同时，往回收下巴，让头位于身体的正上方。最后，以良好的姿势目视前方。

　　整个过程花30秒慢慢做完即可。
　　反复练习3次。

错误动作示例

一开始膝盖的弯曲幅度很小、腰过于前挺，都是错误的。

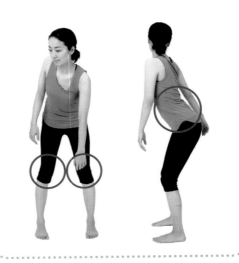

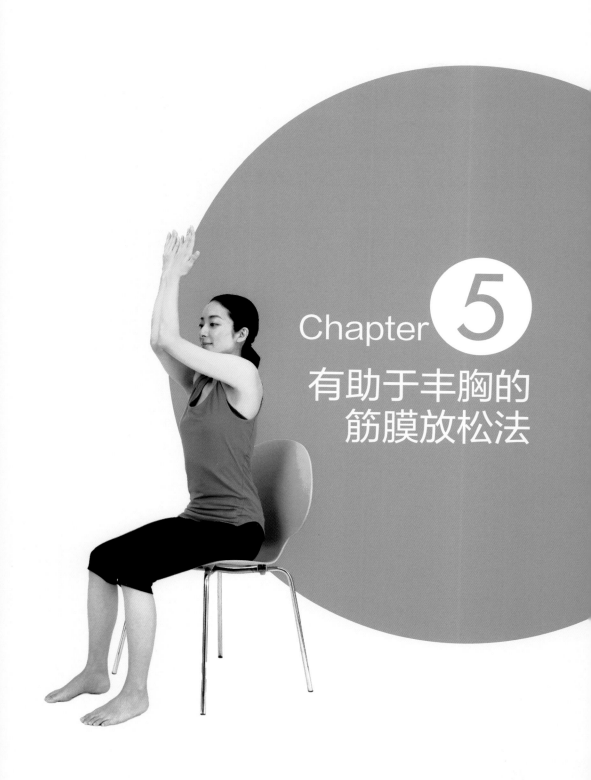

Chapter **5**

有助于丰胸的
筋膜放松法

如果背有些驼，胸围也会随之减小。

如果背有些驼，会导致介于手臂和脊柱之间且连着骨盆的大三角形肌肉——背阔肌变硬变短，从而导致胸围减小。

驼背的女性，其胸罩下围挂钩的位置往往有点偏下。如此一来，带子的位置就会成为支点，让人变得越来越容易保持驼背的姿势。

将胸罩下围的带子调整到肩胛骨的下方吧！

在胸椎向前顶的力量帮助下，可以通过把胸罩佩戴在正确的位置，唤醒你的挺胸意识。

在矫正驼背后，穿上漂亮的低颈露肩装，让自己实现期待很久的丰胸梦吧！

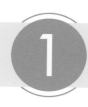
丰
胸

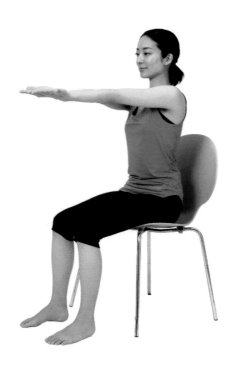 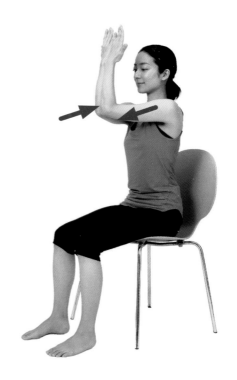

① 双手掌心朝上，向前伸出手臂。两只手的小指贴在一起。

② 弯曲双肘呈90度，两只手的胳膊肘、手腕、小指贴在一起，放松10秒。

3 向上抬起双手至自己能达到的
最高位置，放松20秒。

反复练习3次。动作熟练后，可
延长放松时间。

坚持不懈地练习此动作，不仅
能增加胸围，还能防止脊背处长胖。

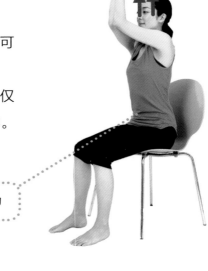

腹部轻轻用力

错误动作示例

抬起双手时双肘分离、腰向前挺，都是错误的。

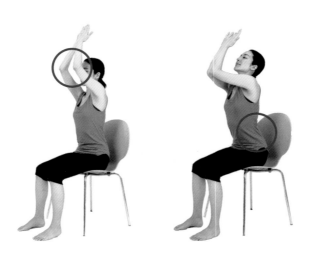

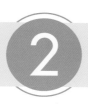 **双手沿着臀部向下滑动的筋膜放松法**

40秒
3次

丰胸

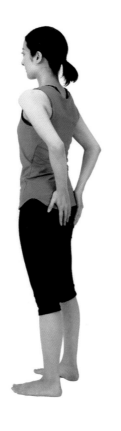

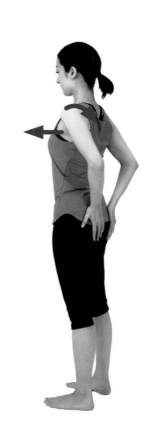

① 站姿，双脚与肩同宽。双手放在臀部上。

② 向后打开双肩，挺起胸膛，放松20秒。

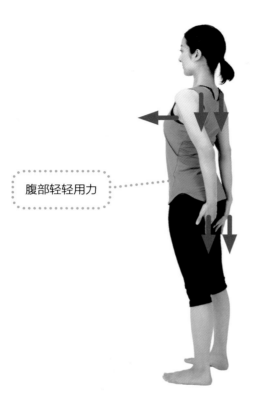

腹部轻轻用力

腰部向前挺、抬起下巴，
都是错误的。

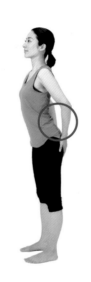

③ 双手沿着臀部向下滑动，顺势向
下拉两边的肩胛骨，让其放松
20秒。

反复练习3次。动作熟练后，可延
长放松时间。

坚持不懈地练习此动作，不仅能
改善姿势，还能增加胸围。

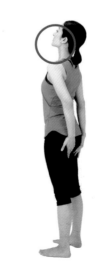

82

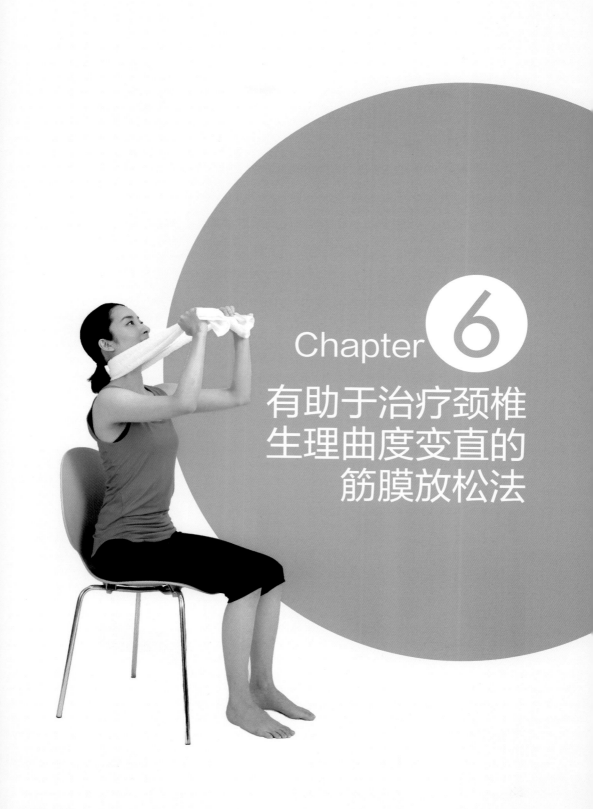

Chapter **6**

有助于治疗颈椎
生理曲度变直的
筋膜放松法

正常人的脖子，颈部的中间部位都是向前弯曲（前弯）的。

驼背的人总是向前探头、向上抬下巴，其颈部后面的肌肉就会变硬。

这样的人即使想收起下巴看前方，也无法让下巴向后收，所以他们看前方时会向前弯曲颈部中间部位。长此以往，就会出现颈椎生理曲度变直等症状（如下图所示）。

如此一来，不仅肩膀，连颈部后面的肌群都需要承担头部的重量，因而颈部也会时常酸痛。这种情况也多见于两肩下垂的女性。

下面介绍有助于治疗颈椎生理曲度变直的筋膜放松法。如果同时练习前面介绍的"有助于矫正驼背的筋膜放松法"，效果会更明显。

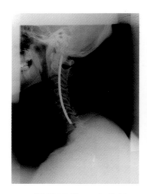

正常的颈椎呈弯曲状　　　　颈椎生理曲度变直

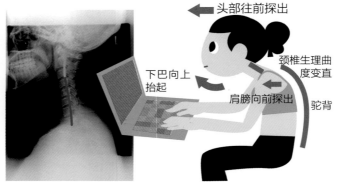

头部往前探出

下巴向上抬起

肩膀向前探出

颈椎生理曲度变直

驼背

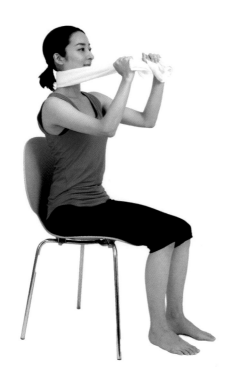 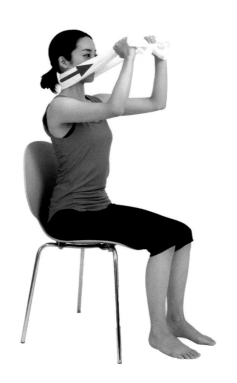

❶ 以正确的姿势坐在椅子上。双手分别握住毛巾两端，让毛巾的中间部位紧贴后颈。

❷ 颈部向后倒的同时，向正前上方拉毛巾（以便让颈部的中央部位向前弯曲），让颈部放松10秒。

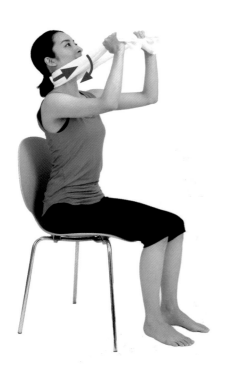

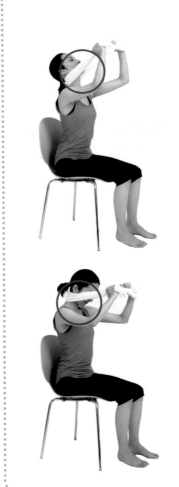

错误动作示例

因向前拉拽毛巾的力量过强而无法收起下巴、因受力而向前弯曲颈部，都是错误的。

③ 保持向正前上方轻轻拉毛巾的姿势，挺起胸膛，同时向喉部方向收下巴，让下巴向喉部靠近。感觉毛巾有阻力时停下来，放松20秒。

反复练习3次。当觉得很难收起下巴或出现疼痛感时，应减小施加给毛巾的力量。

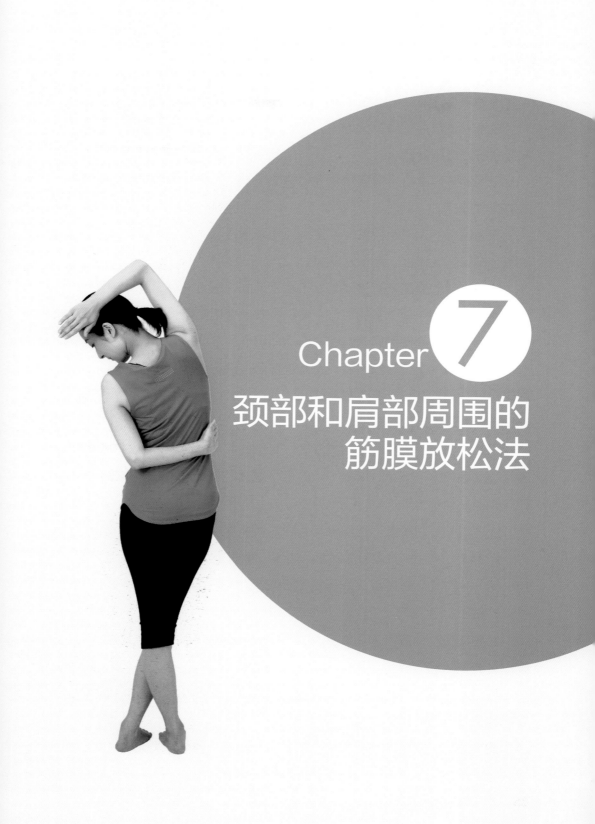

Chapter 7

颈部和肩部周围的
筋膜放松法

接下来，介绍对缓解肩颈酸痛颇为有效的筋膜放松法。

经常肩颈酸疼的人分为3种：平肩的人、溜肩的人、不属于这两种情况但肩膀经常酸疼的人。

平肩的人时常会觉得连接头部和整个肩膀的肌肉从浅层肌肉到深层肌肉都有酸痛感。

而溜肩膀的人通常会觉得连接颈部和肩胛骨的深层肌肉特别酸疼，无论怎么拍、怎么揉捏，都很难缓解。

此外，我们周围还有很多人，不属于前面说的这两种情况，但肩膀经常酸疼。长时间以同一姿势写作、编织毛衣、在电脑前办公、玩手机的人往往会因经常过度使用肩膀周围的肌肉而出现肩颈酸疼的症状。

无论是哪种类型的肩酸者，一旦疼痛感加剧，就会出现偏头痛、头晕眼花、耳鸣等症状，严重的甚至还会出现自律神经失调，连维持正常生活都觉得很困难。

想知道自己是否属于平肩或溜肩，专业的判断方法是，从身体的后方看两边的肩峰比连接第一胸椎下缘的水平线高还是低。但这种方法自己操作起来有一定难度。

还可以站在镜子前，检查一下锁骨的倾斜度。

用钟表比喻左右锁骨的角度，如果一侧在2点和3点中间但更靠近3点、另一侧在9点和10点之间但更靠近9点，锁骨的角度就差不多是正常的（如第89页上图所示）。

如果锁骨的角度高于正常范围，就属于典型的平肩；低于正常范围，则属于典型的溜肩。

平肩的人，其斜方肌的上部纤维和肩胛提肌又硬又短，且肌肉力量会因斜方肌的下部纤维被拉伸而下降。

溜肩的人，其肩胛提肌和小菱形肌又硬又短，且肌肉力量会因斜方肌的上部纤维被拉伸而下降（如本页下图所示）。

　　平肩者和溜肩者的放松方法是不同的。

　　下面介绍通过放松肩膀周围的筋膜缓解肩颈酸疼的方法。

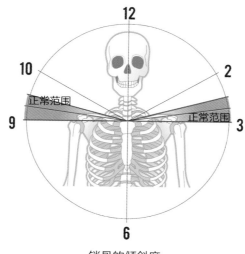

锁骨的倾斜度

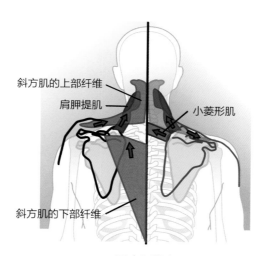

平肩和溜肩

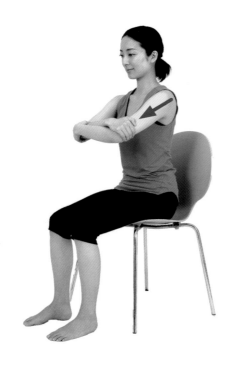
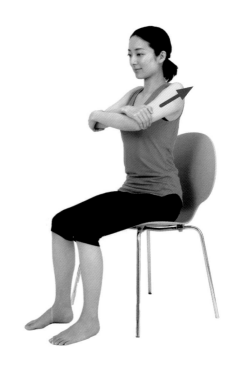

1 坐在椅子上，双手在胸前交叉，左右手抓住对侧的胳膊肘。保持该姿势，让双肘向前下方伸出，伸展背部，放松10秒。

2 向后上方拉双肘，伸展身体前侧，放松10秒。

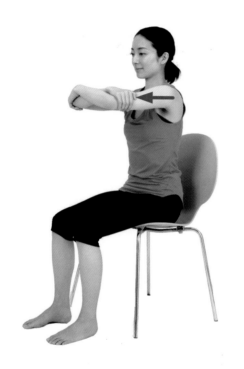 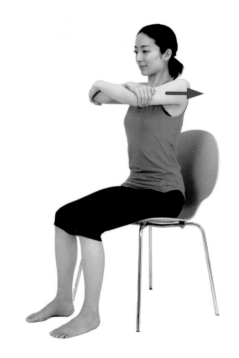

③ 向正前方伸出双肘，伸展背部，放松10秒。

④ 向正后方拉双肘，伸展身体前侧，放松10秒。

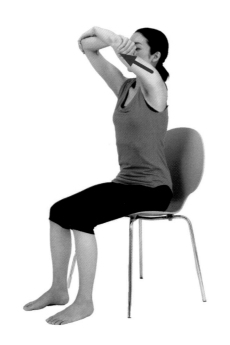 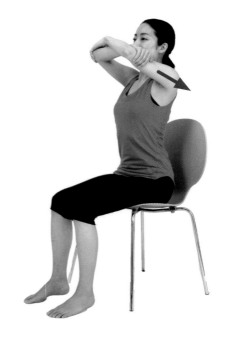

⑤ 向前上方伸出双肘，伸展背部，放松10秒。

⑥ 向后下方拉双肘，伸展身体前侧，放松10秒。

反复练习3次。

错误动作示例

向前伸出双肘时哈腰、向后拉双肘时腰过于向前挺，都是错误的。

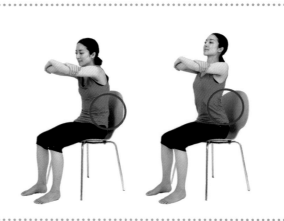

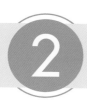 **2** 用毛巾拉头部的筋膜放松法

40秒
3次

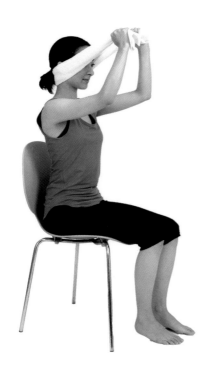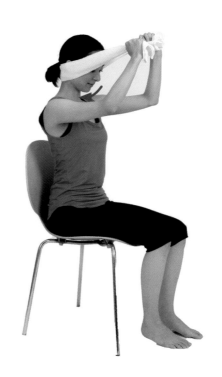

颈部和肩部周围放松

① 双手拿着毛巾，让毛巾的中间部位贴在头部和颈部交界的凹陷处。

② 微微往回收下巴，保持这种姿势，放松20秒。

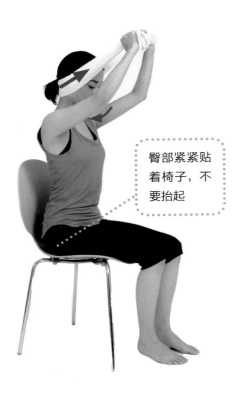

臀部紧紧贴着椅子，不要抬起

错误动作示例

抬起下巴、腰向前挺，都是错误的。

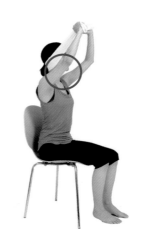

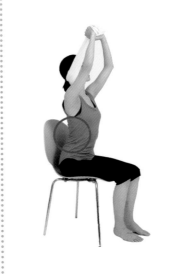

③ 继续保持这种姿势，并向斜上方拉整个头部，让头部放松20秒。这个时候，整个颈部伸直是理想的状态。

反复练习3次。

3 用毛巾按压肩膀同时歪头的筋膜放松法

30秒
3次

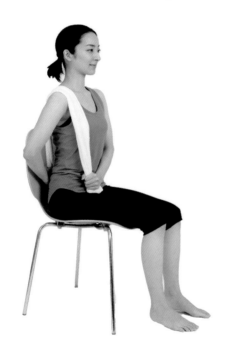

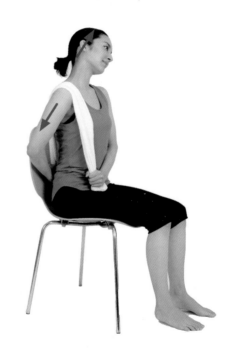

① 用毛巾按压右侧肩膀。

② 保持这种姿势，收起下巴、向左侧歪头，让头部放松10秒。

95

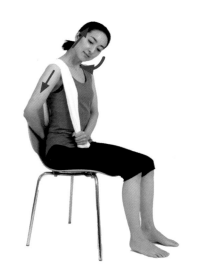

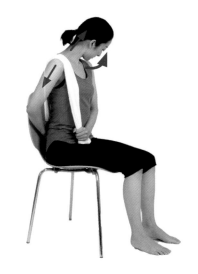

③ 接着，肩膀不动，向右转动头部和颈部，让头部和颈部放松10秒。

※溜肩的人不可在这个方向上放松头部和颈部。

左右各反复练习3次。动作熟练后，可延长放松时间。多花点时间放松伸展困难的那一侧。

④ 再接着，向左转动头部和颈部让鼻子靠近左侧肩膀，让头部和颈部放松10秒。

错误动作示例

抬起下巴、向后倾斜头部以及抬起被毛巾按压的那侧肩膀，都是错误的。

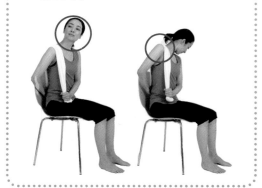

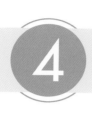**4** 转动肩胛骨同时侧弯的筋膜放松法 60秒

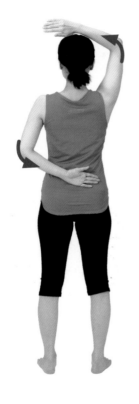

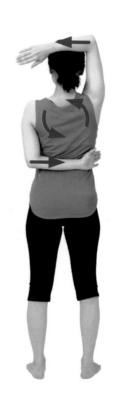

① 将右臂举在头顶上，左臂放在背后，左右胳膊肘皆弯成90度。这是基本姿势。

② 逆时针转动两边肩胛骨的同时，右臂往左伸，左臂往右伸。胳膊肘保持弯曲的姿势，放松20秒。

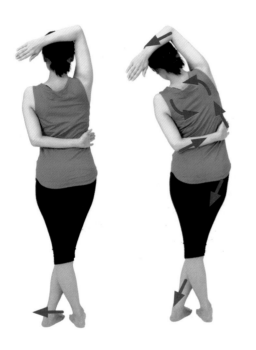

只转动颈部是
理想的状态。
右肘不要跑到
前面去

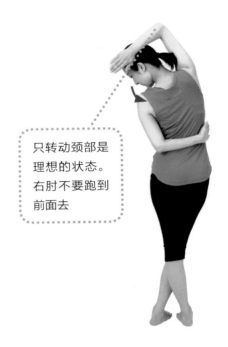

③ 如果想进一步提升效果，将
右脚交叉在左脚前，然后向
左侧弯，让身体放松20秒。

④ 待能轻松做出上述动作后，
让鼻子靠近左肩，继续侧
弯，让肩胛骨放松20秒。
动作熟练后，可延长放松
时间。

接着换对侧再做一遍上述动作：将左臂举在头顶上，右臂放在背后，左臂往右伸，右臂往左伸，顺时针转动两边肩胛骨；然后将左脚交叉在右脚前，向右侧弯；最后让鼻子靠近右肩。

多花点时间放松伸展困难的那一侧。

肩胛骨上附着有很多肌肉。活动连接头、颈、肩、脊柱的筋膜，可以有效放松肩胛骨周围部位。而做侧弯，则有助于放松从举过头顶的手指到腰部乃至脚尖的所有筋膜。做完整套动作，不仅全身上下都会变暖，还能让大面积的筋膜获得放松。

如果交叉双脚有困难，可以只做到转动肩胛骨这一步。等动作熟练后再交叉双脚也无妨。不要勉强自己。

错误动作示例

转动肩胛骨时胳膊肘未弯成直角或转动肩胛骨前身体向一侧倾斜都是错误的。

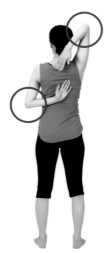
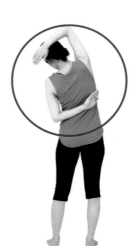

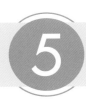 **5** 让鼻子靠近肩膀的筋膜放松法

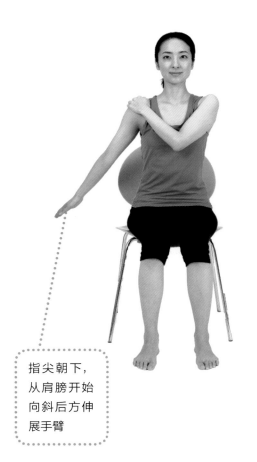

指尖朝下，
从肩膀开始
向斜后方伸
展手臂

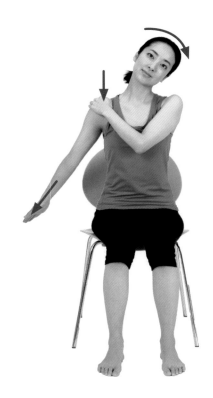

① 坐在椅子上，用左手按压右
侧肩膀。

② 收下巴，头歪向左侧。

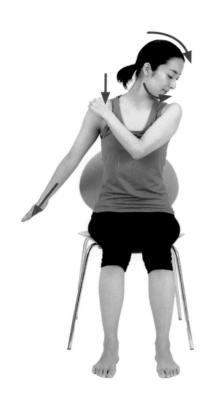

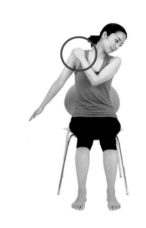

被按压的那侧肩膀抬起，身体向头歪的那一侧弯曲，都是错误的。

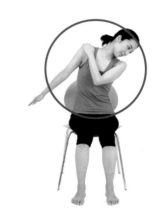

③ 鼻子靠近左侧肩膀，并以这种姿势放松20秒。

左右各反复练习3次。动作熟练后，可延长放松时间。

歪头困难的那一侧，应多花点时间练习。

该放松法适用于平肩的人、溜肩的人、不属于前两种情况但肩膀经常酸疼的人。

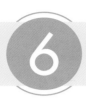 **6** 伸单臂、转动头部的筋膜放松法

20秒
3次

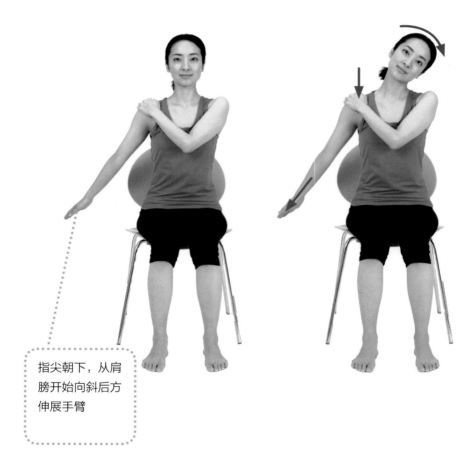

指尖朝下，从肩膀开始向斜后方伸展手臂

① 坐在椅子上，用左手按压右侧肩膀。

② 收下巴，头歪向左侧。

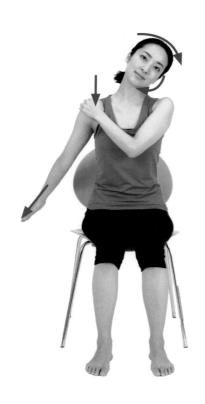

③ 左侧耳朵转到左肩前方，并以这种姿势放松20秒。

左右各反复练习3次。动作熟练后，可延长放松时间。

转动头部困难的那一侧，应多花点时间练习。

溜肩的人不要练习该放松法。否则只会产生相反的效果。此外，一旦觉得颈部、手臂、手有些发麻，就应停止练习。

错误动作示例

被按压的那侧肩膀抬起，身体向头歪的那一侧弯曲且抬起下巴，都是错误的。

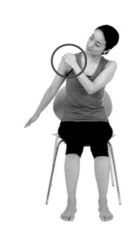

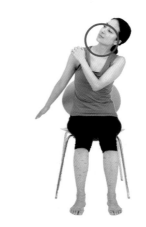

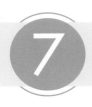
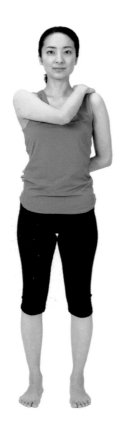

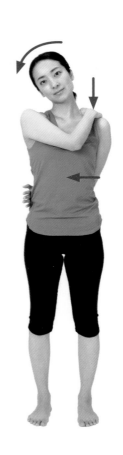

① 双脚站立，与肩同宽。用右手按压左侧肩膀。左侧胳膊肘弯成90度并贴在后背上。

② 收下巴，让头歪向右侧。

104

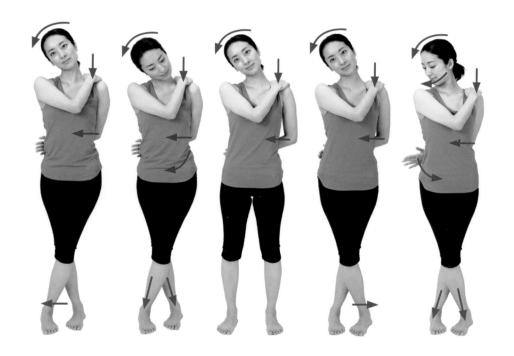

③ 左脚向前迈一步，交叉在右脚前。接着，转动颈部，让右耳向前转到右肩的前方，并以这种姿势放松20秒。

④ 右脚向前迈一步，交叉在左脚前。然后让鼻子靠近右肩，并以这种姿势放松20秒。

左右各反复练习3次。动作熟练后，可延长放松时间。

多花点时间放松伸展困难的那一侧。

该放松法通过较大范围地放松颈部、肩膀、骨盆、腿等部位筋膜，让全身的筋膜获得明显的放松。

如果身体不能保持平衡，可以靠在墙壁上完成。

错误动作示例

被按压一侧的肩膀抬起、双腿未呈交叉状，都是错误的。

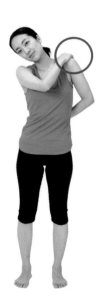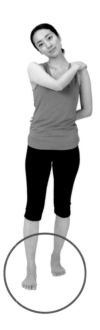

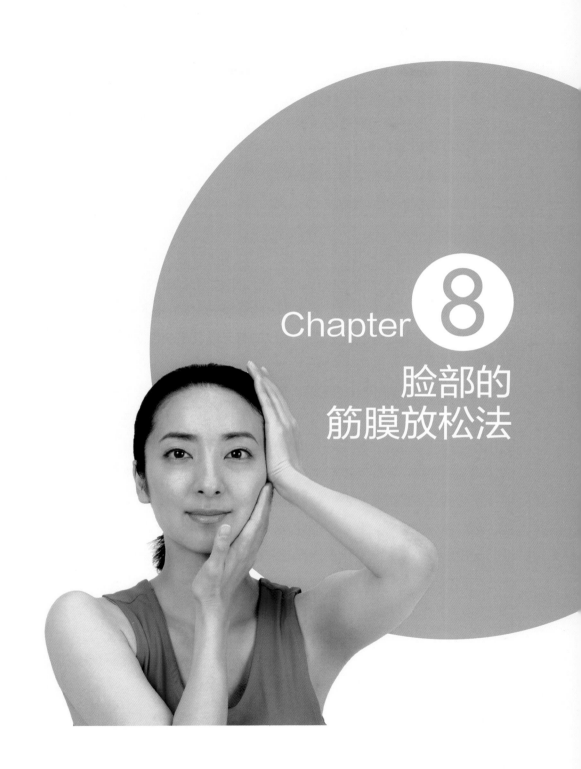

Chapter **8**

脸部的
筋膜放松法

你的脸是否水嫩而紧致？你是否常常露出明朗的笑容？

你是否经常开口大笑？你脸上的皮肤比20多岁时松弛吗？

你是否总不禁露出疲惫的表情？你的眉间起皱纹了吗？

你在意你的法令纹吗？你看起来比实际年龄大吗？

你的健康状况正在变得越来越差吗？

让面部皮肤变得松弛的3大原因是：随着年龄增长出现的皮肤衰老、筋膜错位和不良姿势。

婴儿的皮肤饱满、没有一丝皱纹。但随着年龄的不断增长，皱纹就会逐渐出现。皱纹是生命历程的见证，所以笑纹等因表情丰富而形成的皱纹，没必要太过在意。但是，因常常一脸疲惫而出现的皱纹、因总是板着脸而起的皱纹，我们不可不预防。皱纹的有无以及多少也存在明显的个体差异。

皮肤松弛不光是皮肤的问题，筋膜的错位也会给皮肤带来很大的影响。筋膜如同紧身衣裤一样，是一个整体，所以容易因姿势不正确、动作失衡等不良习惯而发生错位。如果长期保持不良姿势，就会造成只有一部分肌肉承担负荷，不使用的肌肉逐渐衰老并最终失去活力。而肌肉的这种不平衡会传递给筋膜和皮肤，让紧贴在筋膜上的皮肤也发生错位或出现松弛、皱纹多、浮肿等各种各样的问题。

让皮肤变得松弛的一大原因是驼背姿势。如果我们长时间弓着背，让下巴向前探出，会给面部带来什么坏影响呢？答案是：面部皮肤会因口角轴（modiolus）（参见第109页图）的下降以及向下力量的作用而变得越来越松弛。长期驼背的人从下巴到颈部的皮肤都被不自然地拉长，所以当他们收起下巴时，其颈部的皱纹就会清楚地显露出来。这样的人容易给人留下显老的印象。如果你意识到自己有些驼背，请同时练习chapter 4 介绍的有助于改善驼背的筋膜放松法和chapter 8 的放松法。

练习面部的筋膜放松法，不仅可以改善面部各个角落的血液循环，让气色变好，还能提升上妆效果。更重要的是，还能唤醒你的丰富表情。

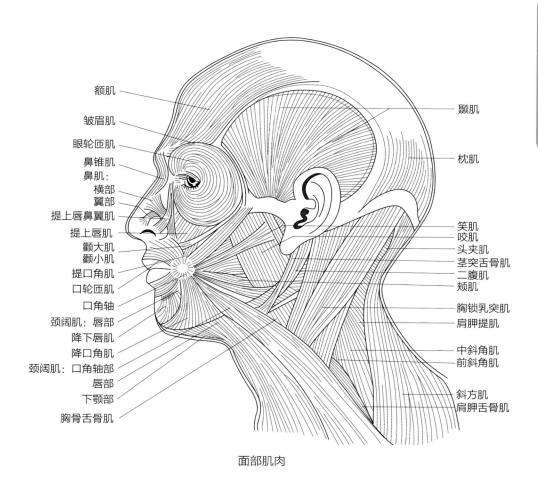

额肌
皱眉肌
眼轮匝肌
鼻锥肌
鼻肌：
横部
翼部
提上唇鼻翼肌
提上唇肌
颧大肌
颧小肌
提口角肌
口轮匝肌
口角轴
颈阔肌：唇部
降下唇肌
降口角肌
颈阔肌：口角轴部
唇部
下颚部
胸骨舌骨肌

颞肌
枕肌
笑肌
咬肌
头夹肌
茎突舌骨肌
二腹肌
颊肌
胸锁乳突肌
肩胛提肌
中斜角肌
前斜角肌
斜方肌
肩胛舌骨肌

面部肌肉

情绪低落、生气发火等精神状态也会影响面部的筋膜和肌肉吗

面部肌肉被称为表情肌，正如这个称呼所示，内心的状态会如实表现在面部肌肉上。

总是让额肌使出很大劲的人容易瞪着大眼睛看人，所以他们容易给人留下充满紧张感或爱从上往下打量人的印象。如果整个面部的肌力有所减退，你就会因嘴角和眼皮下垂而给人留下内向的印象。如果你平时总是一个劲儿地使用眼轮匝肌、口轮匝肌，并常常闭着嘴，就会给人留下沉默寡言、难以取悦的印象。另一方面，给人留下快乐、开朗印象的人则往往是经常让颧大肌和笑肌工作、时不时露出自然笑容的人。

内心和身体的关系很密切，面部肌肉尤其能呈现出你的内心状态。如果总是因觉得人生无趣而缺乏表情，脸就会明显变老。反之，如果总是平衡地活动面部肌肉，呈现出丰富的表情，面部就会充满生气和活力。

1 嘴角、脸颊、外眼角的筋膜放松法

60秒
3次

嘴角一旦下垂，别人就会觉得你过得不太幸福。先通过上提嘴角提升自身的年轻度吧。接着，再抬起位于嘴角旁、法令纹延长线上的口角轴。很多人都已通过抬高口角轴让自己颇为在意的嘴边法令纹变浅。最后，可以通过淡化外眼角的皱纹、收紧松弛的皮肤，让眼睛看起来比实际年龄更年轻。

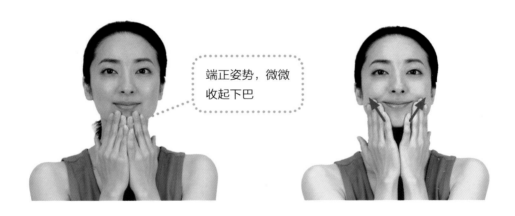

端正姿势，微微收起下巴

① 双手的食指、中指、无名指贴在下巴的中间。沿着下唇的下侧滑动手指，让手指滑至嘴角旁的口角轴，然后再抬起口角轴，并温柔地拉伸口角轴，让其放松20秒。

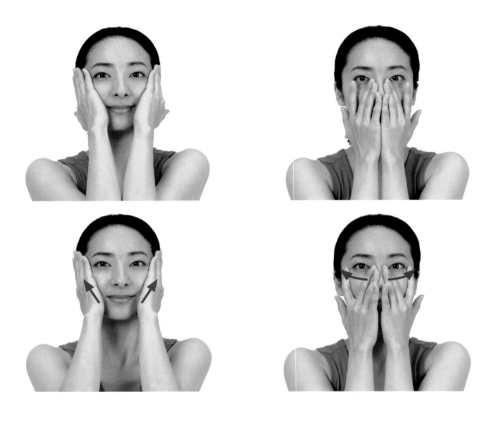

② 手掌贴在嘴角的下方。左右手同时朝着眼睛和耳朵之间，即向斜上方慢慢地、轻轻地拉伸皮肤，让其放松20秒。

③ 中指贴在内眼角的边上，食指挨着中指。中指保持不动，让食指沿着眼睛的下边慢慢地移动，移至外眼角后，向上提拉外眼角，让其放松20秒。

反复练习3次。动作熟练后，可延长放松时间。

当口角轴有点硬而难以抬起时，可先按摩按摩口角轴。

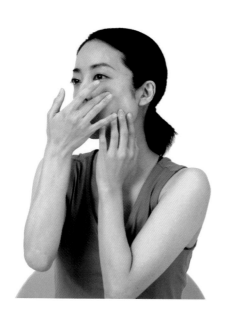

在嘴的内侧用舌尖顶口角轴。将手指贴在外侧，让口角轴夹在手指之间，然后用舌尖以揉的方式按摩。

错误动作示例

如果只抬起位于口角轴上方的脸颊，脸颊会越来越松弛，所以切不可这么做。

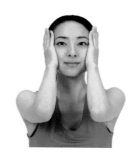

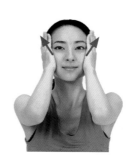

2 脸的侧面和下巴的筋膜放松法

练习该放松法，可以消除因经常紧锁双眉而变硬的鬓角和耳朵上方的酸疼感，让人变得更年轻。此外，该放松法还可以让经常咬牙切齿或托腮的人表情变得柔和。

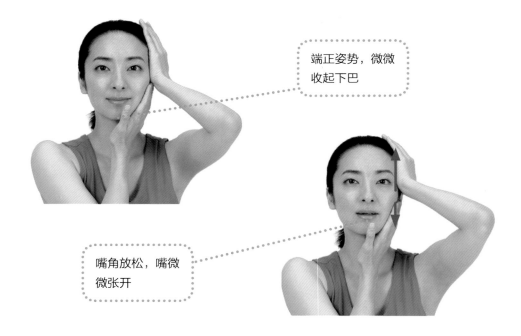

端正姿势，微微
收起下巴

嘴角放松，嘴微
微张开

① 右手手掌以左耳前（颞下颌关节）为边界，紧紧贴在左脸的侧面。左手手掌贴在从耳朵前到右手上方的位置，慢慢向上方滑动。当左手的整个手掌都位于耳朵的上方时，停下来放松20秒。
另一侧也放松20秒。多花点时间放松伸展困难的那一侧。

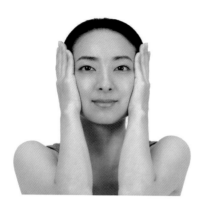

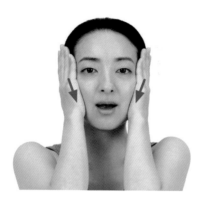

闭着嘴做或向下拉伸外眼角，都是错误的。

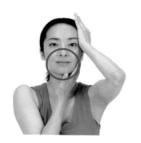

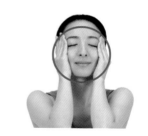

② 双手贴腮。嘴彻底放松，双手慢慢地、温柔地向下拉伸下巴，放松20秒。

反复练习3次。动作熟练后，可延长放松时间。

3 头部的筋膜放松法

该放松法可以消除从前额到后脑勺的酸疼感（这些部位酸疼会让脸部下垂），防止这部分皮肤出现松弛。

无法睁大眼睛看东西的人练习该方法，也能取得一定的效果。

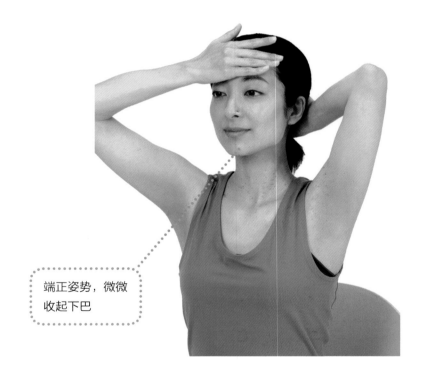

端正姿势，微微
收起下巴

① 右手的手掌紧贴额头，左手的手掌贴在后脑勺上。

116

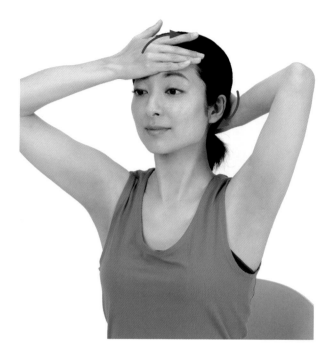

② 右手向上提拉额肌的同时，睁大眼睛并用贴在后脑勺的手向下拉枕肌。以这种姿势如同捋头发般慢慢地、温柔地拉伸、放松筋膜30秒。

反复练习3次。动作熟练后，可延长放松时间。

错误动作示例

仅仅活动放在前额的手或仅仅活动放在后脑勺的手，都是错误的。

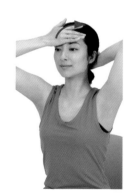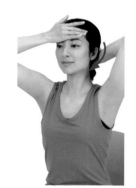

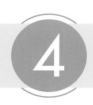 **4** 表情肌的放松法 50秒 3次

以正确的姿势消除脸上的松弛皮肤吧！这是最后一个面部筋膜放松法。如果①~③的动作做得很到位，即使只练习该表情肌放松法，也能让面部得到足够的放松。

练习该放松法，不仅能让你在穿低颈露肩装时显得很漂亮，还能提升嘴角、让眼睛睁得大大的以及恢复你的丰富表情。此外，还能让你看起来年轻好几岁，重新拥有明朗的笑容。

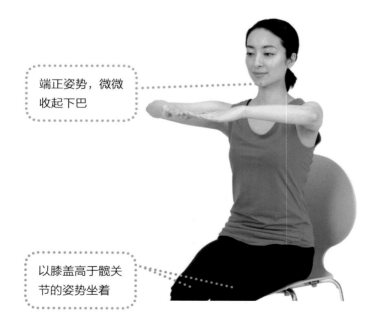

端正姿势，微微收起下巴

以膝盖高于髋关节的姿势坐着

① 将手臂抬至与肩同高，曲肘，左右手的食指尖紧贴在一起。

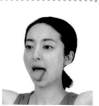

女性杂志等媒体经常介绍的抬起下巴并伸舌头的体操不能做，因为这种做法会让你变成双下巴

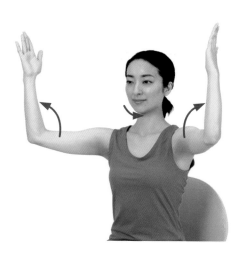

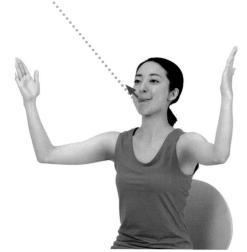

② 接着，收下巴，以胳膊肘为支点，抬起小臂以至两手掌心相对，放松10秒。

③ 保持下巴收起的状态，向斜上方伸舌头，让舌头放松10秒。

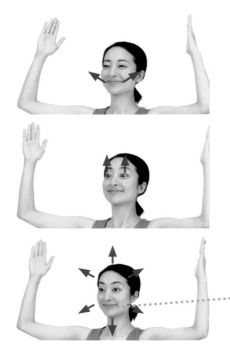

④ 向耳朵的方向提拉左右嘴角，做出最大的笑脸，保持这种姿势放松10秒。接着，睁大眼睛放松10秒。最后，向上下左右各个方向拉伸面部皮肤，让面部放松10秒。

反复练习3次。动作熟练后，可延长放松时间。

嘴也可拉得长长的

错误动作示例

腰向前挺、抬起下巴，都是错误的。

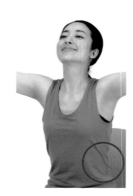

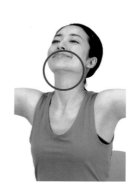

120

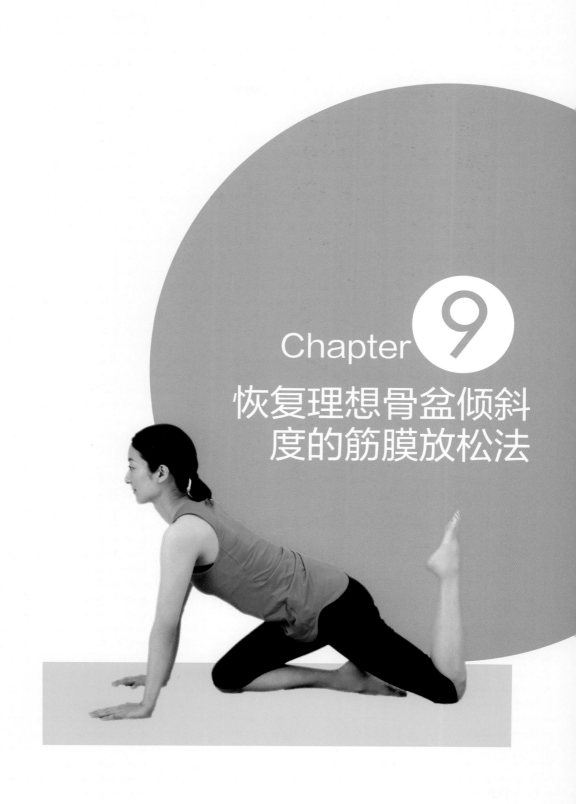

Chapter **9**

恢复理想骨盆倾斜
度的筋膜放松法

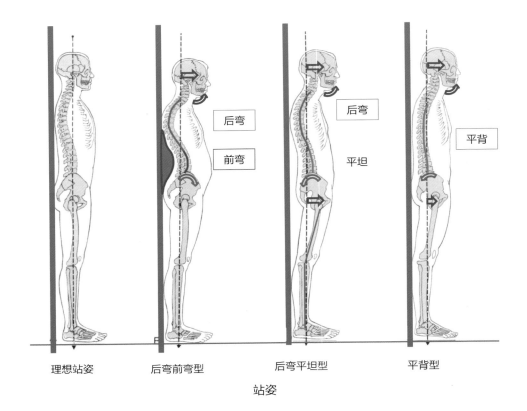

| 理想站姿 | 后弯前弯型 | 后弯平坦型 | 平背型 |

站姿

从侧面看人的站姿，经常能看到以下3种偏离理想状态的异常姿势：后弯前弯型（其特点是：骨盆向前倾斜、腰部向后弯曲、驼背）、后弯平坦型（其特点是：骨盆向后倾斜、髋关节向前突出、膝盖比正常所处位置更靠后、轻微驼背）、平背型（其特点是：骨盆稍稍向后倾斜、髋关节稍稍向前突出、骨盆的纵向长度比正常长度更长、裤子不由自主地往腰下掉、轻微驼背）。

上述这3种异常站姿的人有一个共同特点：头部向前突出（不在身体的正上方）、下巴抬起。

如果长时间保持上述异常姿势，就会出现肩酸、颈疼、腰痛等症状。后弯前弯型站姿还会引发X形腿、髂胫束炎、扁平足、踇外翻等问题。后弯平坦型站姿和平背型站姿可能会引发O形腿、脚踝内翻扭伤等问题。

想预防上述这类问题的发生或治疗上述这些症状，放松骨盆周围的筋膜是关键。

这3种异常站姿都会导致驼背，所以应同时练习前面chapter 4 介绍的"有助于矫正驼背的筋膜放松法"。

此外，练习"回头看式筋膜放松法"（参见第46页）也能取得一定的效果。

后弯前弯型站姿的人通常难以让手和脚同时向前伸出，而后弯平坦型和平背型站姿的人则很难同时做出向上伸手、向后移动脚的动作。坚持练习直至左右都能做相同的动作，很重要。

下面，介绍骨盆周围的筋膜放松法。

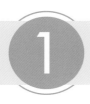 **拉伸腰部的筋膜放松法**

60秒
3次

该放松法能有效治疗后弯前弯型的腰部弯曲。

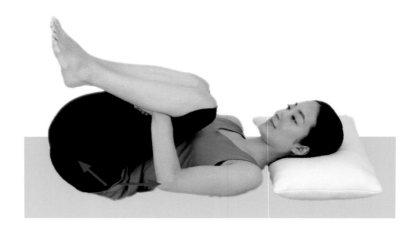

1 仰卧。双手在双膝的后面交叉。接着，双膝向胸部靠近。臀部抬起后放松腰部20秒。

② 向左侧倾斜双膝，并向
这个方向转动骨盆和
腰部，放松20秒。然
后，向右侧倾斜双膝，
并向这个方向转动骨盆
和腰部，放松20秒。

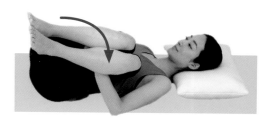

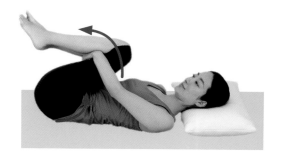

错误动作示例

小腿未紧贴手背、倾斜双膝时抬起肩膀，都是错误的。

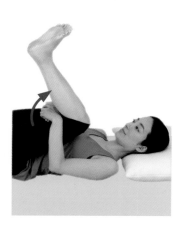

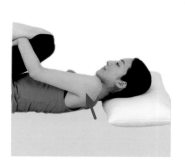

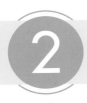

2 从腰部到髋关节的筋膜放松法

60秒
3次

该放松法针对后弯前弯型，能有效治疗腰部弯曲、提升从腰部到髋关节前肌肉的柔软度。

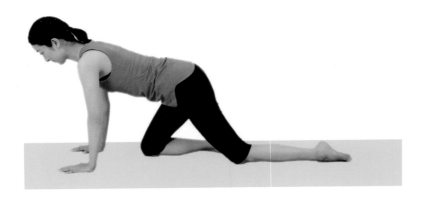

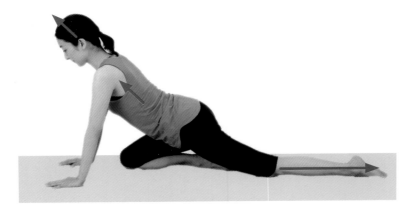

1 双手和右膝着地。微收下巴，向斜前方伸展身体和头部，并向后方伸左腿，边伸展边放松30秒。

② 左侧骨盆向地板
方向下沉，放松
30秒。然后，以
相同的方式放松
右侧骨盆。

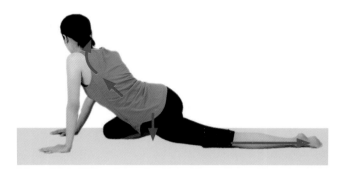

左右各反复练习3次。动作熟练后，可延长放松时间。
多花点时间放松伸展困难的那一侧。

错误动作示例

抬起下巴、腰部向前挺，都是错误的。

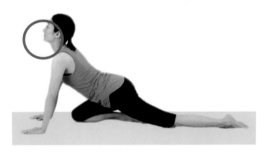

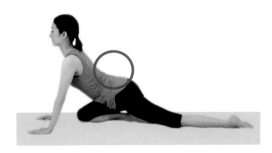

3 弯曲膝盖的筋膜放松法

第128页至133页是从腰部到髋关节的筋膜放松法的应用篇。

本放松法不仅能治疗后弯前弯型的腰部弯曲，还能放松髂腰肌和大腿前面的股直肌。

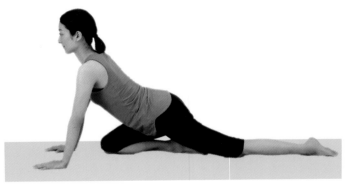

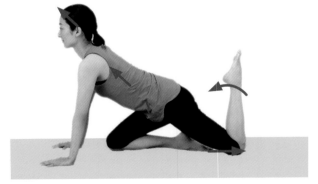

① 双手和右膝着地。收下巴，向斜前方伸展身体和头部，向后伸直左腿，然后弯曲膝盖，保持这种姿势放松30秒。

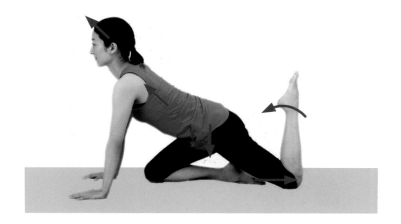

2 待能轻松完成步骤①的动作后，让左侧骨盆向地板方向下沉，放松30秒。然后，以相同的方式放松右侧骨盆。

左右各反复练习3次。动作熟练后，可延长放松时间。

多花点时间放松伸展困难的那一侧。

错误动作示例

抬起下巴、腰部向前挺，都是错误的。

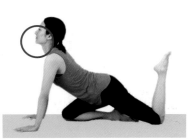
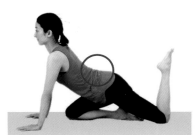

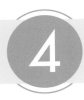 **下压并弯曲膝盖的筋膜放松法** 40秒 3次

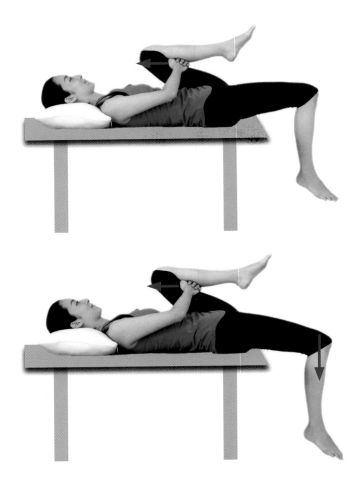

1 仰面躺在床或桌子上，右腿的大半部分伸出床或桌子外。双手抱着左腿的膝盖，让膝盖向前胸方向靠近。然后，慢慢朝地板方向放下右膝盖，让膝盖放松20秒。

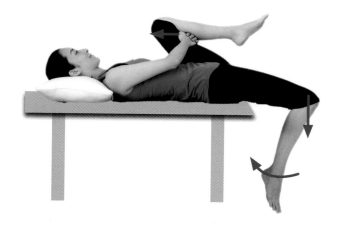

② 弯曲膝盖，再放松20秒。

左右各反复练习3次。动作熟练后，可延长放松时间。

多花点时间放松伸展困难的那一侧。

错误动作示例

抬起下巴、弯曲一侧膝盖时抬起另一侧膝盖，都是错误的。

单膝跪立式筋膜放松法

除了上述放松法外，还有利用椅子或桌子作为辅助器械的放松法。练习该方法也能有效放松髂腰肌和大腿前面的股直肌。

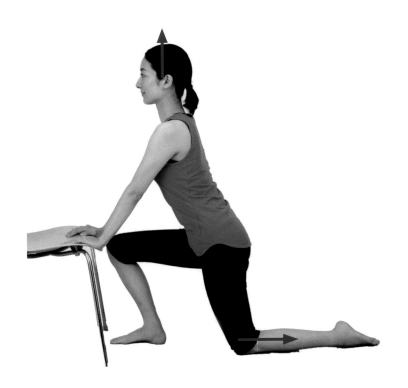

1 将双手放在椅子或桌子上。弯曲右膝，左膝跪地。收下巴，向上伸展身体和头部，左膝向后伸，放松30秒。

② 左手拉起左脚掌，弯曲膝盖，放松30秒。然后，以相同的方式放松对侧。

左右各反复练习3次。动作熟练后，可延长放松时间。

多花点时间放松伸展困难的那一侧。

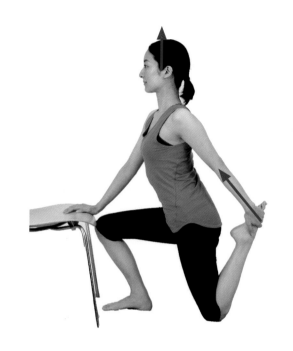

错误动作示例

腰部向前挺、弯曲膝盖时也弯曲髋关节，都是错误的。

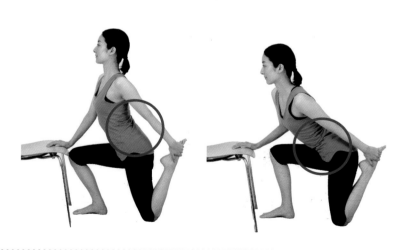

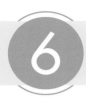

6 大腿后侧筋膜的放松法 （坐在椅子上）

该方法针对后弯平坦型和平背型，能有效地使大腿后侧的腘绳肌变柔软。想放松腘绳肌时，要遵循"膝盖不完全伸展，而是稍稍弯曲"这个要领。练习该方法时多加小心，因为可能会因腘绳肌以外的肌肉、神经被拉扯而出现别的疼痛。

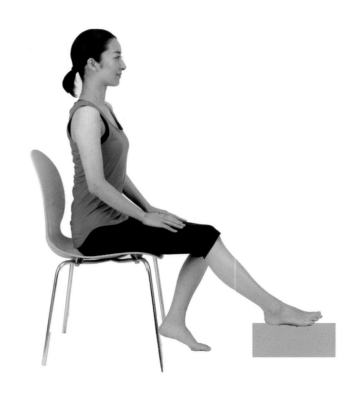

① 坐在椅子上，将一只脚放在有点高度的台面上，稍稍弯曲膝盖。

2 双手按在骨盆的后面，骨盆和身体一起向前倾斜，慢慢伸展大腿后侧，让其放松30秒。

左右各反复练习3次。动作熟练后，可延长放松时间。

多花点时间放松伸展困难的那一侧。

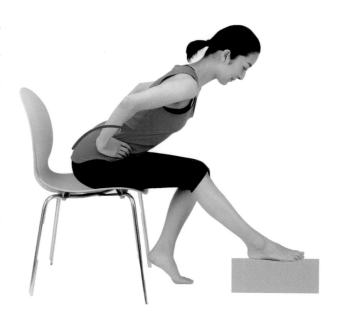

错误动作示例

伸直膝盖或哈腰，都是错误的。

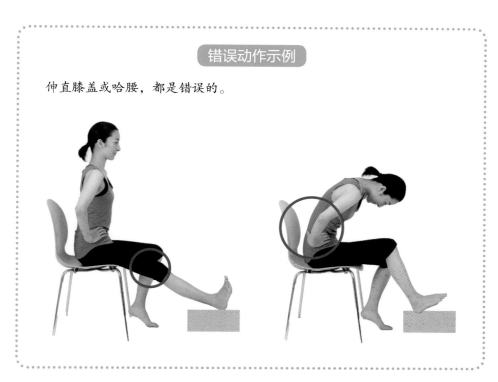

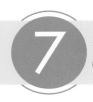

7 大腿后侧筋膜的放松法
（靠在沙发或床上）

该方法也针对后弯平坦型和平背型，还能有效使大腿后侧的腘绳肌变柔软。注意不要让膝盖完全伸直。

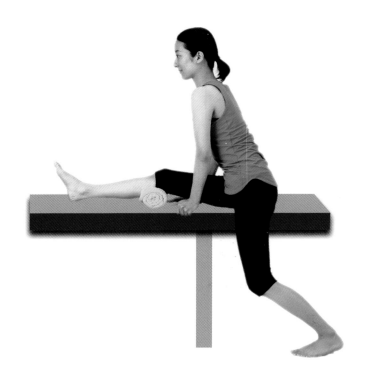

① 将右腿放在沙发或床上，左脚着地，并向后拉。在右腿的膝盖下方垫一块卷成团的浴巾。

2 上身和骨盆一起向前倾斜，并同时向后拉左腿。向前倾斜身体，并慢慢伸展大腿后侧，让其放松30秒。

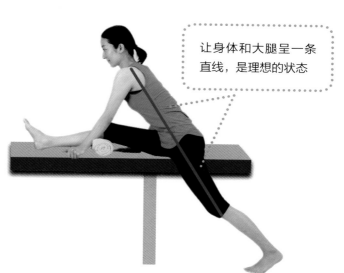

让身体和大腿呈一条直线，是理想的状态

左右各反复练习3次。动作熟练后，可延长放松时间。多花点时间放松伸展困难的那一侧。

错误动作示例

忘记在膝盖下方垫浴巾、仅向前弯曲腰部，都是错误的。

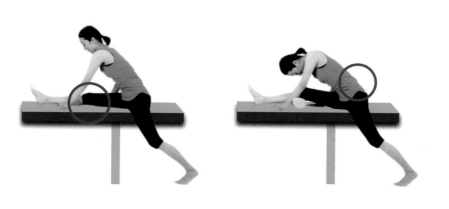

137

　　不论骨盆属于哪种类型，一侧骨盆向前倾、另一侧骨盆向后倾的左右非对称型的人都非常多。骨盆左右不对称的人练习"回头看式筋膜放松法"（参见第46页）也能取得一定的效果。这里还要介绍一种仰面躺着调整骨盆的筋膜放松法。

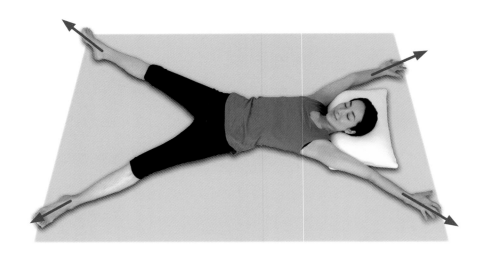

❶　仰卧，伸直双手、双脚。

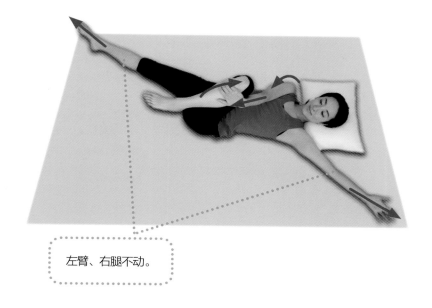

左臂、右腿不动。

②　弯曲左膝，稍稍抬起身体，用右手手掌去摸左膝、并向左膝的外侧移
动，让其放松20秒。

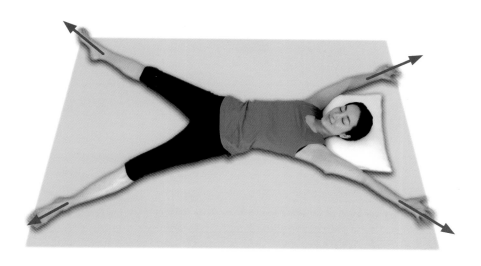

③　再伸直双手、双脚，让其放松20秒。

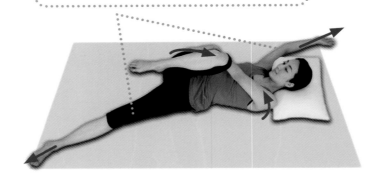

右手向斜上方伸展，左腿向斜下方伸展的姿势

❹ 弯曲右膝，稍稍抬起身体，用左手手掌去摸右膝并向右膝的外侧移动，让其放松20秒。

先从哪一侧做起都无妨，左右各反复练习3次。动作熟练后，可延长放松时间。

活动不够灵活的那一侧，应多花点时间练习。

错误动作示例

用手背触摸膝盖的外侧以及手肘、膝盖离开地板，都是错误的。

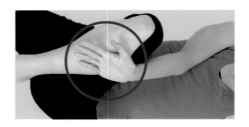

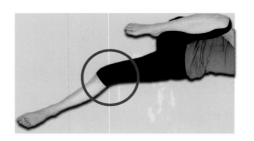

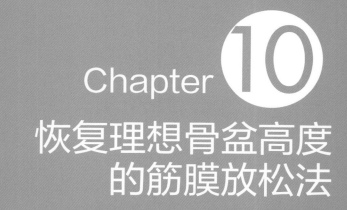

Chapter ⑩

恢复理想骨盆高度
的筋膜放松法

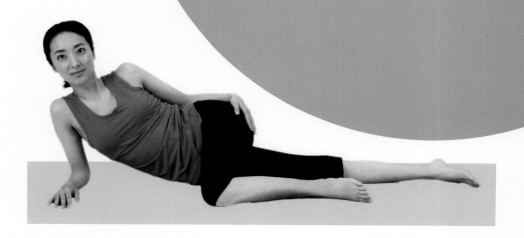

左右骨盆不一样高的人也很多。站着休息时爱把身体重心放在右腿上的人，通常右侧骨盆比左侧高。而且，他们的右膝容易呈O形，脚踝也容易扭伤。反之，爱把身体重心放在左腿上的人，其左膝容易呈X形，且容易出现膝盖内侧疼痛或扁平足、蹞外翻等问题。这种类型的人一旦腰痛，便是右腰更容易出现疼痛——因为其右腰上的筋膜已变得更硬更短。

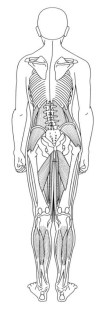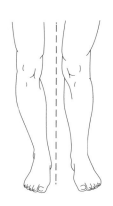

左右骨盆不一样高　　　　　膝盖和腿形发生变化

这种类型的人，如果将左手放在桌子上，压低右边骨盆的同时伸展右侧身体，就能减轻腰部的疼痛。如果再同时练习"侧弯的筋膜放松法"（参见第43页），效果会更好。

下面介绍通过压低较高的那侧骨盆来调整左右骨盆高度的筋膜放松法。

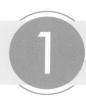 向侧面伸展的筋膜放松法（坐着） 30秒 3次

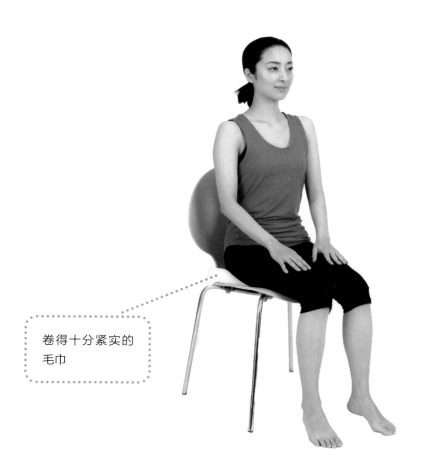

卷得十分紧实的毛巾

① 坐在能让脚底紧贴地面的椅子上，从斜后方往骨盆较低那侧臀部的下方垫一块卷得十分紧实的毛巾。

143

② 身体轻微向前弯
曲，并向垫着毛
巾的那侧转动。
慢慢伸展对侧腰
部的侧面，让其
放松30秒。

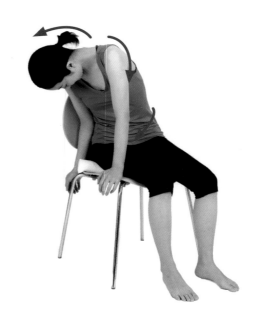

左右各反复练习3次。动作熟练后，可延长放松时间。
多花点时间放松伸展困难的那一侧。

错误动作示例

脊背向后弯曲、抬起没垫毛巾那侧的臀部，都是错误的。

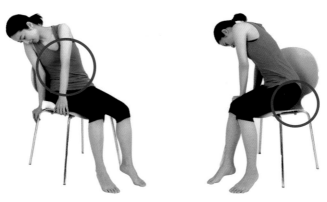

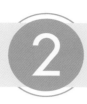
恢复骨盆高度

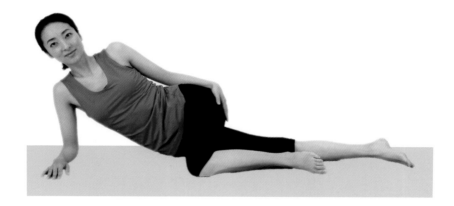

① 侧躺在地板上，右侧位于下方。右胳膊肘撑在地板上，并弯曲左侧的髋关节，让髋关节和膝关节成直角。

145

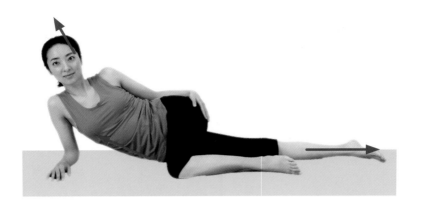

② 以右胳膊肘为
支撑，向上抬
起身体，让右
侧骨盆到脚笔
直地向脚尖方
向伸展，放松
30秒。

左右各反复练习
3次。动作熟练后，
可延长放松时间。

多花点时间放松
伸展困难的那一侧。

错误动作示例

下侧骨盆向肩膀方向拉扯、仅过度抬起头
部，都是错误的。

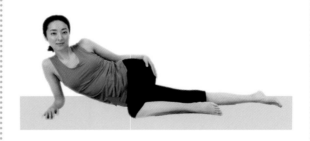

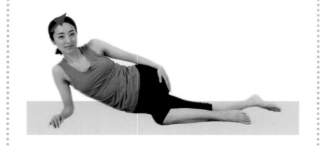

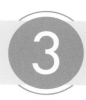 **以侧立姿势伸展身体的筋膜放松法（靠在墙壁上）**

恢复骨盆高度

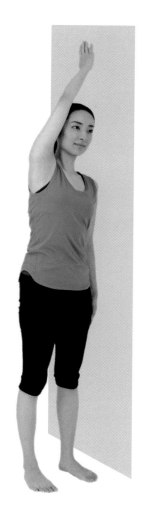

① 左侧身体挨着墙壁，靠墙站立。双脚紧贴地板，右手举过头顶，将手掌贴在墙壁上，慢慢地将身体重心转移至右侧骨盆，双脚轻踩地板，身体向左侧倾斜。

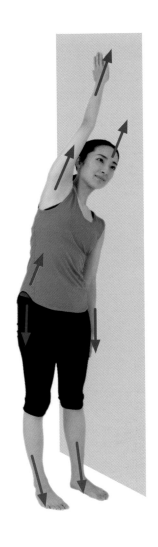

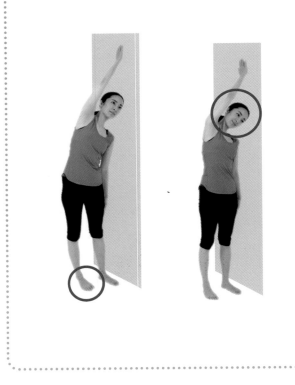

错误动作示例

右脚离开地板且向肩膀方向拉伸骨盆、仅歪头部且歪的幅度过大，都是错误的。

② 慢慢地向右活动骨盆，同时慢慢地向上伸右手，让身体放松30秒。

左右各反复练习3次。动作熟练后，可延长放松时间。

多花点时间放松伸展困难的那一侧。

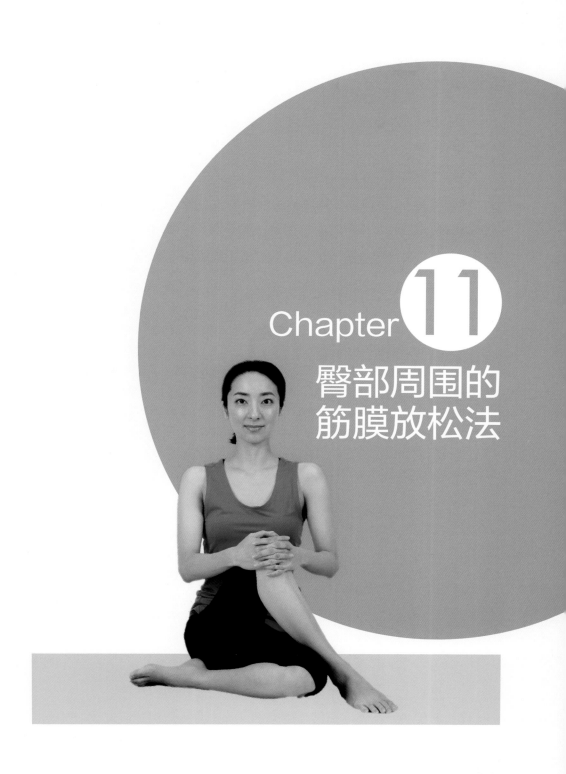

Chapter **11**

臀部周围的
筋膜放松法

1 梨状肌的筋膜放松法

30秒
3次

O形腿、后弯平坦型（骨盆向后倾斜、髋关节向前探出、膝盖位置偏后、轻微驼背）、平背型（骨盆稍稍向后倾斜、髋关节稍稍向前探出、骨盆的纵向长度偏长、裤子不由自主地往腰下掉、轻微驼背）或脚踝曾内翻扭伤、患有坐骨神经痛的人练习该放松法，能取得不错的效果。

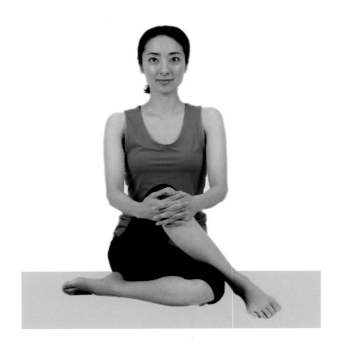

① 坐在地板上，左膝弯曲，并贴着地板；右膝弯曲，右腿处于半竖立状态；右侧小腿挨着左侧膝盖的外侧。

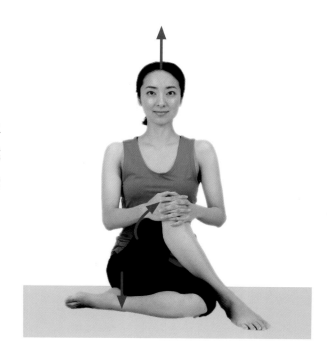

② 右侧臀部紧贴地板，挺直腰部，头部向上顶，右膝盖慢慢地靠近前胸，让身体放松30秒。

左右各反复练习3次。动作熟练后，可延长放松时间。请多花点时间放松伸展困难的那一侧。

错误动作示例

抬起臀部、腰部向前挺，都是错误的。

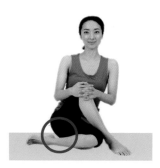
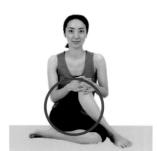

如果完成上述动作有困难，也可以采取让对侧腿向下伸的坐姿。采取坐姿时也要挺直腰部，让身体保持笔直状态。

也可以采取仰面躺着、在胸前抱膝盖的姿势。

此外，还可以将你想伸展的那侧腿放在床上，让身体向膝盖外侧倒。无论采取哪种姿势，都不可弯曲腰部。

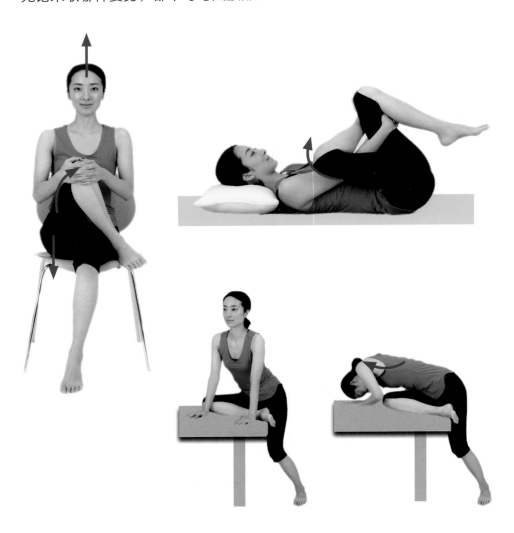

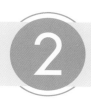 **阔筋膜张肌的筋膜放松法**

30秒
3次

X形腿、后弯前弯型（骨盆向前倾、腰部向前挺、驼背）或患有髂胫束炎、鹅足炎、扁平足、跚外翻的人练习该方法，能取得一定的效果。

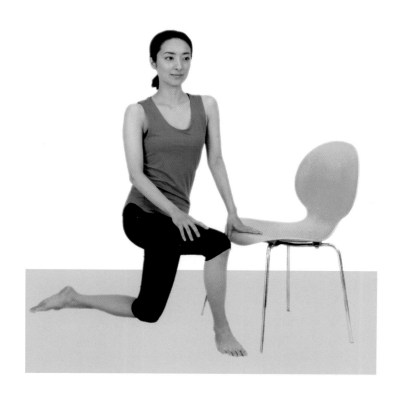

❶ 左侧膝盖着地，右腿屈膝，右脚着地，呈单膝跪地状。左手放在旁边的椅子上。右腿处于左膝盖的内侧。左腿也要处于左膝盖的内侧。

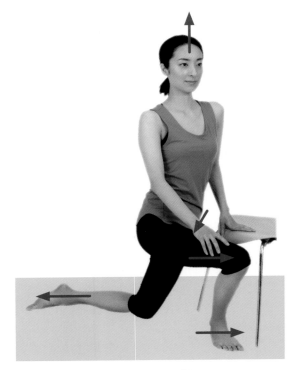

② 左腿髋关节的根
部慢慢靠近右脚
脚后跟，让其放
松30秒。

左右各反复练习3次。动作熟练后，可延长放松时间。
多花点时间放松伸展困难的那一侧。

后面的腿未放在膝盖的内侧、腰部向前挺，都是错误的。

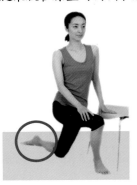 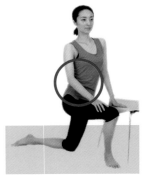

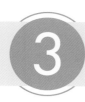 **3** 大腿内侧的筋膜放松法

X形腿、后弯前弯型（骨盆向前倾、腰部向前挺、驼背）或患有髂胫束炎、鹅足炎、扁平足、蹞外翻的人练习该方法，也能取得一定的效果。

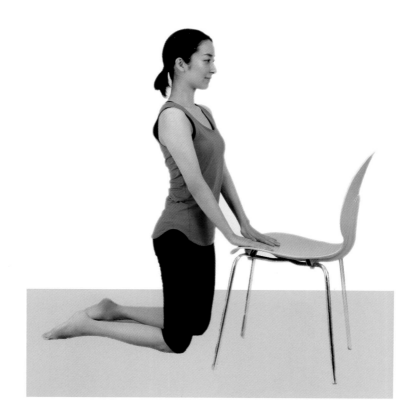

① 双手放在位于身体前方的桌子或椅子上，双膝跪立。

155

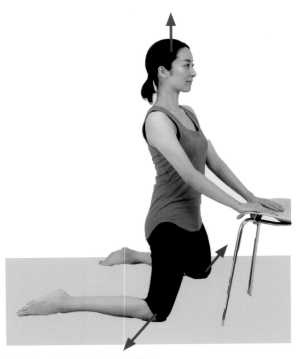

❷ 双膝一点一点地分
开，让双膝放松30
秒。头部向上顶，
保持挺立状。

反复练习3次。动作熟练后，可延长放松时间。

错误动作示例

向前或向后弯曲腰部都是错误的。

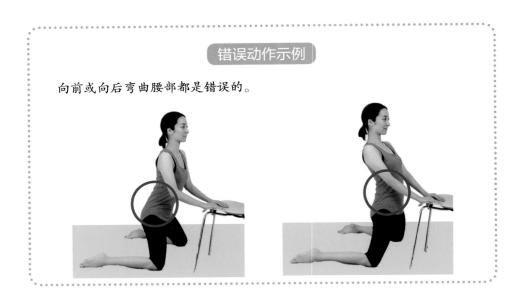

Chapter 12
从臀部到腿的
筋膜放松法

下面介绍放松腿的前侧、后侧以及内侧的方法。练习这些方法有助于提升腿的敏捷度，让腿逐渐变美。该方法还能有效改善腿部浮肿、手脚冰凉。

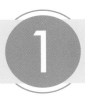 **靠墙完成的腿部筋膜放松法**

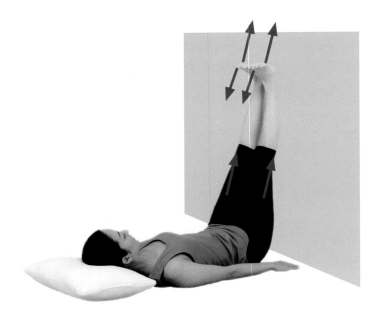

1 枕着枕头侧卧，髋关节处于舒适的角度，膝盖稍稍弯曲，两只脚的脚后跟靠在墙壁上，用力勾脚尖，同时让脚后跟在墙壁上向上伸、慢慢地伸展大腿后侧，让其放松20秒。

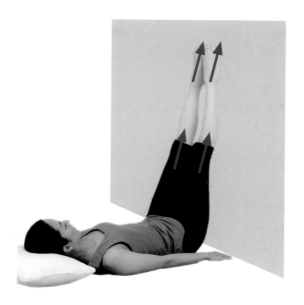

② 全脚掌贴在墙壁上，沿着墙壁往上伸脚，慢慢地伸展大腿的前侧，让其放松20秒。

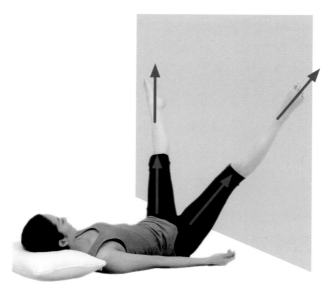

③ 双脚的脚后跟贴在墙壁上，分别向左右移动脚后跟，慢慢伸展大腿的内侧，让其放松20秒。

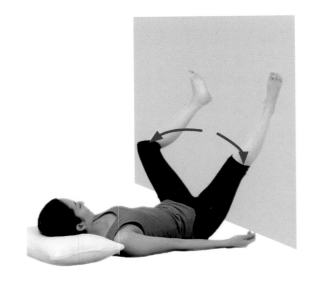

④ 然后，双膝向两
   侧打开，让其放
   松20秒。

错误动作示例

腰部向上挺、因未使用枕头而抬起下巴，都是错误的。

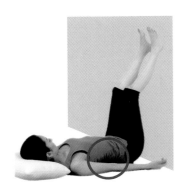

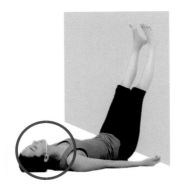

从臀部到腿放松

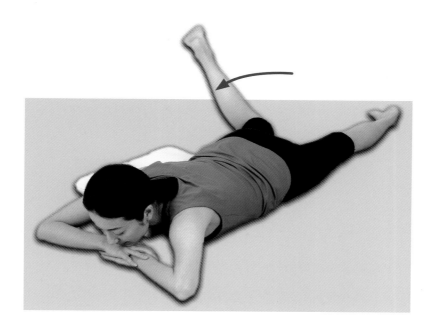

① 俯卧在地板上。首先，在右侧胸部下方垫一个枕头，弯曲右小腿、与大
腿成直角并慢慢地向外倒，让其放松20秒。

② 将枕头换到左侧胸部下方，右脚抬起慢慢地向内侧倒，让其放松20秒。

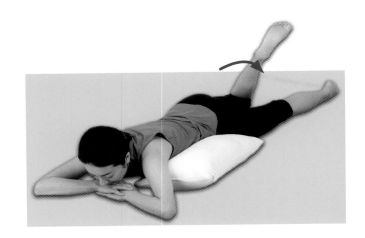

左右各反复练习3次。动作熟练后，可延长放松时间。

伸展困难的那一侧，应多花点时间练习。

错误动作示例

因忘记垫枕头而在腿向外倒时抬起对侧骨盆，或在腿向内倒时抬起同侧骨盆，都是错误的。腹部肌肉力量小的人，即使垫了枕头也会出现上述这两种情况。

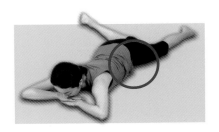 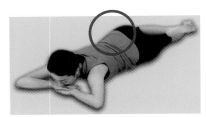

3 伸展腿肚子的筋膜放松法

40秒
3次

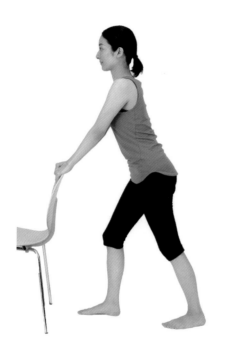 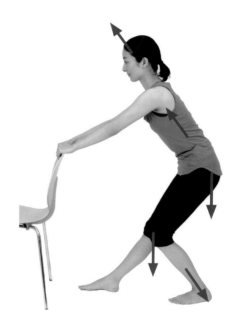

从臀部到腿放松

① 双手抓住桌子或椅子的后背，左脚往后退一步。

② 身体重心向后移动，左脚的脚底紧贴地板，慢慢弯曲左膝，让其放松20秒。

163

3 身体重心向前移动，弯曲右侧的膝盖，左脚的脚底紧贴地板，慢慢伸展左膝，让其放松20秒。

左右各反复练习3次。动作熟练后，可延长放松时间。

多花点时间放松伸展困难的那一侧。

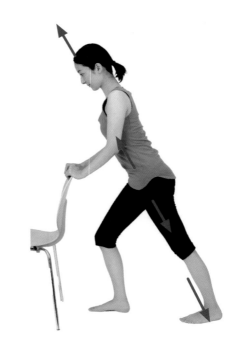

错误动作示例

向后或向前弯曲腰部，都是错误的。

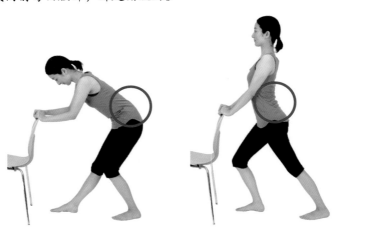

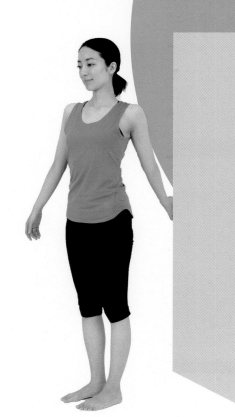

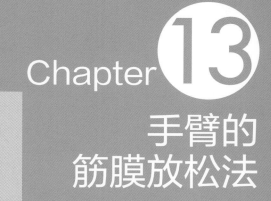

Chapter **13**

手臂的
筋膜放松法

上臂、腋下长出脂肪，穿外套、内衣或挽发髻变得越来越困难，含胸驼背，正常站立时弯着胳膊，走路时弯着胳膊，很难向上高举双手……上述这些情况都是肩膀到手指尖的筋膜变硬的表现。

下面介绍对从肩膀到手指尖的筋膜都已变硬的人颇为有效的筋膜放松法。

 手臂前侧的筋膜放松法

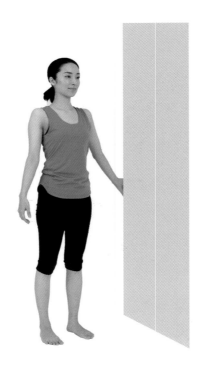

❶ 手臂保持伸直的状态，将左手掌靠在门或柱子上。

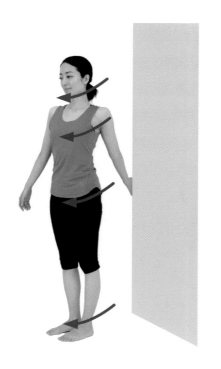 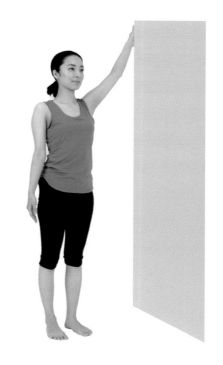

2 身体和脚一起向右转动，让手臂前侧的肌肉特别是肱二头肌伸展并放松20秒。

3 接着，把左手放在比肩高的地方。

4 然后，向右转动身体，让手臂前侧的肌肉特别是胸大肌伸展并放松20秒。

左右各反复练习3次。动作熟练后，可延长放松时间。

多花点时间放松伸展困难的那一侧。

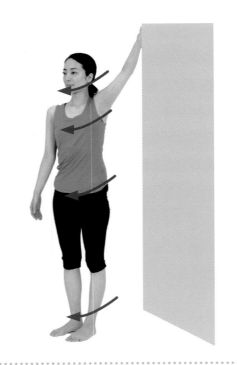

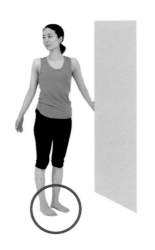
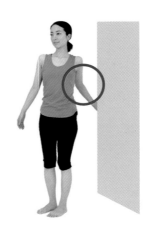

错误动作示例

不转动脚、弯曲胳膊肘，都是错误的。

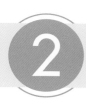 ## 2 手臂后侧的筋膜放松法

20秒
3次

该放松法是用毛巾来放松位于手臂后侧的肱三头肌。因为肱三头肌一变硬，我们往上举手臂时，就会觉得肩膀疼。所以在觉得疼之前，应多多放松肱三头肌。

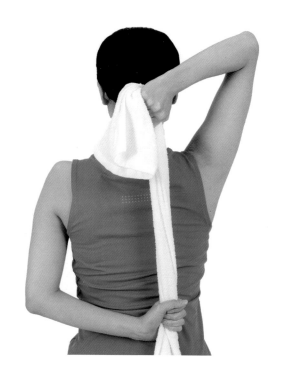

1 右手握住毛巾的一端，曲肘放在脑后。左臂曲肘，左手从腰后抓住毛巾的另一端。

② 左手往下拉毛巾，让位于上方的肱三头肌放松20秒。注意右胳膊肘应一直处于头部后面。

左右各反复练习3次。动作熟练后，可延长放松时间。

多花点时间放松伸展困难的那一侧。

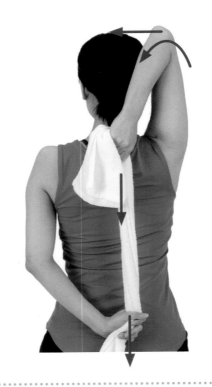

错误动作示例

位于上方的胳膊肘离开头、腰部向前挺，都是错误的。

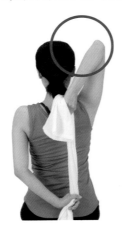
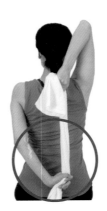

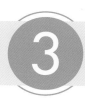 **3** 肩膀周围的筋膜放松法

40秒
3次

若你扣胸罩后面的挂钩、挽发髻或振臂高呼时感觉手朝向后方很困难，可以试试这个能放松肩膀周围肌肉的筋膜放松法。

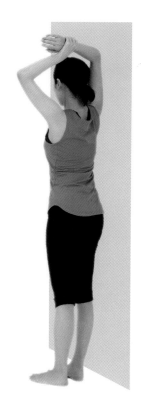

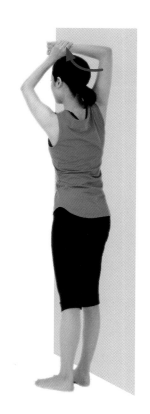

❶ 右手举过头顶，右侧身体全部靠在墙壁上。左手抓住举过头顶的右手手腕。

❷ 左手向前拉右手臂，让外旋肌（使手臂向外侧扭转的肌肉）放松20秒。

171

3 然后，向后推手腕，让内旋肌（使手臂向内侧扭转的肌肉）放松20秒。

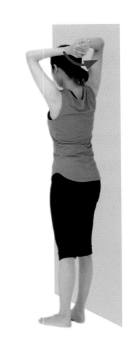

左右各反复练习3次。动作熟练后，可延长放松时间。

多花点时间放松伸展困难的那一侧。

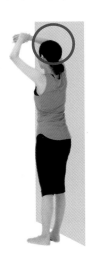 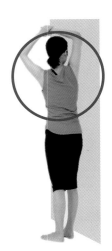

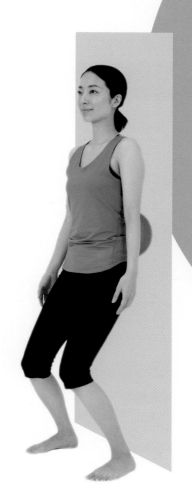

Chapter 14

将球作为道具的筋膜放松法

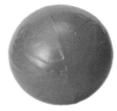

准备一个充满空气的软球。

背靠在球上向各个方向转动身体，便可以借助球的压力和旋转力放松筋膜。最好让皮肤直接接触球。用球放松筋膜，不仅能让整个后背获得放松，改善血液循环，让手脚变灵活，还能改善不良姿势。

① 将球作为道具的筋膜放松法（站着） 90秒

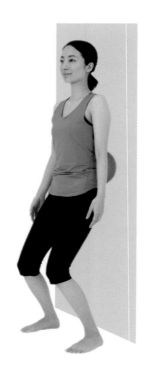

① 背靠墙站立，双膝稍稍弯曲。将球夹在墙壁和后背之间。

2 通过弯曲、伸直膝盖或扭转身体向各个方向活动身体，放松筋膜。

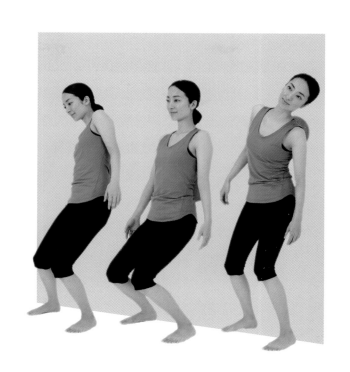

先从放松30秒开始做起，逐渐增加到放松90秒即可。

改变球的位置，以相同的方式放松身体。

错误动作示例

用的球过小过硬、做球离开身体的不合理动作，都是错误。

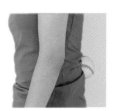

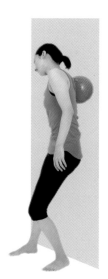

2 将球作为道具的筋膜放松法（仰卧）

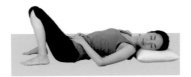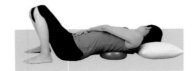

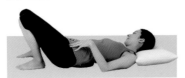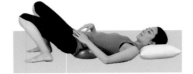

① 仰卧，弯曲双膝，将球放在地板和后背之间。扭动身体，让身体向各个方向活动。

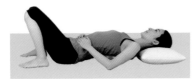

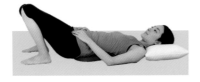

② 将球放在后背上部，让该部位放松30秒。将球放在后背中部，让该部位放松30秒。将球放在臀部的位置，让臀部放松30秒。

错误动作示例

伸直膝盖或抬起下巴都是错误的做法。

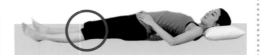

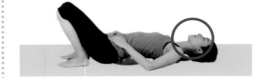

Chapter **15**

有助于改善浮肿的
筋膜放松法

因手脚冰凉而睡不着、因经常坐着工作而腿脚浮肿、早上起床时面部浮肿、穿上低颈露肩装后显得有些臃肿……下面介绍的放松法对缓解上述这些症状颇有效果。手脚冰凉、腿脚浮肿等症状改善后，淋巴循环也能随之改善。如果每天早中晚各练一次，效果会更好。晚上如果在泡澡后身体尚且温热之时练习，效果更好。

1 张开闭合式筋膜放松法

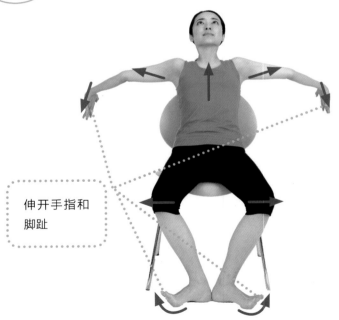

伸开手指和脚趾

① 坐在椅子上，双脚的脚后跟贴着地面，然后向外侧转动双脚脚尖和双膝。收下巴，后背靠在椅子上，双臂上抬到比肩高的位置，向后伸展双手，挺胸，让身体放松20秒。

② 收下巴，蜷缩身体。双膝
及双脚脚尖紧贴在一起，
并交叉双手，让身体和双
膝紧贴一起，然后以这种
姿势放松20秒。

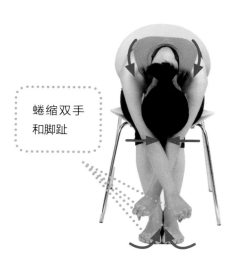

蜷缩双手
和脚趾

反复练习3次。动作熟练后，可延长放松时间。如果在练完第180页的
"②骑自行车式筋膜放松法"和第182页的"③伸展腋下的筋膜放松法"后
再练一遍此动作，效果会更好。

错误动作示例

下巴抬得过高、膝盖未向两侧打开、腰部向前挺，都是错误的。

2 骑自行车式筋膜放松法

20秒
5次

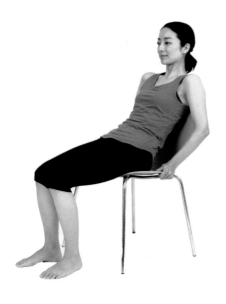

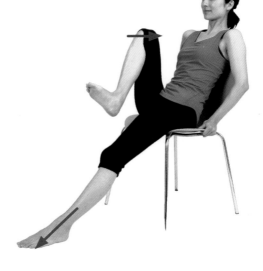

① 臀部坐在椅子的前半部，背靠在椅子上，双手轻轻握住椅子的侧边。

② 尽可能地伸展左膝盖，脚底不能离开地板。弯右膝，尽量靠近胸部，勾右脚尖。以上述姿势放松10秒。

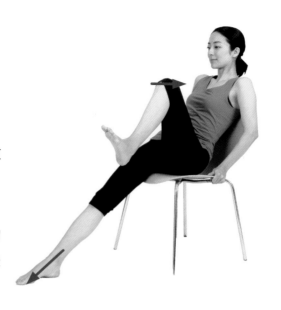

3 换另一侧做同样的动作。
在力所能及的范围内再放
松10秒。

左右各反复练习5次。动
作熟练后，可增加次数、延长
放松时间。

错误动作示例

哈腰、膝盖向胸部靠近时过于勉强自己，都是错误的。

40秒
3次

① 坐在椅子上，右手举过头顶，左手放背后，双肘弯曲成直角。

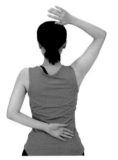

② 往指尖方向活动手臂。让胳膊肘继续呈直角状。以上述姿势放松20秒。

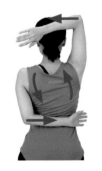

③ 身体向左侧弯，充分伸展右侧腋下，让其放松20秒。然后以同样的方式放松对侧。

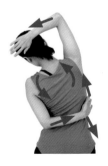

错误动作示例

活动手臂时胳膊肘未呈直角状、身体侧弯时抬起臀部，都是错误的。

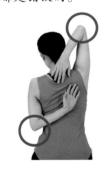

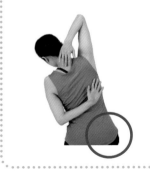

左右各反复练习3次。动作熟练后，可延长放松时间。
多花点时间放松伸展困难的那一侧。

Chapter **16**

对筋膜有益的
生活习惯

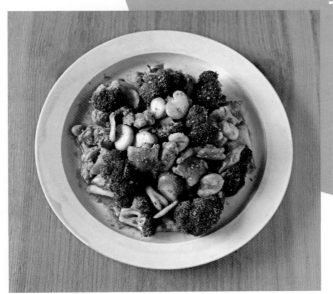

饮食上的注意事项

维生素B_1能生产出肌肉和末梢神经所必需的能量，维生素E能改善血液循环，二者都是有助于消除酸疼感的营养素。

维生素B_1属于水溶性维生素，耐热能力差，保存时要多加注意。维生素B_1即使过量摄取也会被排出体外，所以无须担心会有什么副作用。

维生素E属于脂溶性维生素，植物油中含量丰富。它的特点是，容易氧化，耐热能力差，所以将植物油加入沙拉的调味汁中，或生吃含有维生素E的新鲜蔬果，都是高效率的摄取方式。如果和维生素C一起服用，效果会更好。因为维生素C能提高维生素E的抗氧化能力。

如果想缓解疲劳和疼痛，服用维生素B_1即能看到效果。一般认为，能促进血液循环的维生素E、能让受伤的末梢神经恢复健康的维生素B_{12}、含有黏多糖（让细胞和细胞连在一起的结缔组织的构成成分之一）的基础成分的葡萄糖胺片、有助于改善全身代谢的软骨素（鲨鱼软骨中的有效成分）等，都有止痛的功效。

营养均衡的饮食

均衡而充足的营养能让肌肤从内向外散发光彩。维生素A（存在于动物肝脏、鳗鱼、小墨斗鱼、黄油、鸡蛋等之中）和蛋白质尤其能大大提高肌肤的保湿机能，因此应适当多摄取。

此外，要避免体重的急剧增减，因为皮肤的伸展、缩小速度赶不上体重的增减速度时就会出现皱纹。摄入适量的蛋白质、维生素A、B族维生素、维生素C、维生素E和水分，并控制好体重吧！而且，拥有优质睡眠，让生长激素的分泌维持在正常水平，也很重要。

想要防止皮肤衰老，改善生活习惯、保持饮食和运动的平衡是关键。此外，口服或经皮肤吸收辅酶Q_{10}等抗氧化物质，也是有用的做法。

1. 胶原蛋白和弹性蛋白

胶原蛋白有"陆生动物性胶原蛋白"和"海洋性胶原蛋白"之分。陆生动物性胶原蛋白存在于鸡翅尖、鸡肉、鸡皮、牛筋、软骨、猪蹄、猪耳等食物中，特点是耐热性强、容易加工。海洋性胶原蛋白存在于鱼头、鱼骨、鱼皮、鱼鳍、比目鱼、小墨斗鱼、海参等食物中。虽然其吸收性优于陆生动物性胶原蛋白，但它的耐热能力差，加热处理时胶原蛋白的分子构造容易被打乱。含有胶原蛋白的食品通常也富含脂肪，在食用时应注意摄取量。

是不是吃进去的胶原蛋白都能转化成皮肤上的胶原蛋白呢？答案是否定的。

胶原蛋白是一种由巨大分子构成的蛋白质，无法直接被消化道吸收。吃进嘴里后，得先经过消化，分解成氨基酸，才能被吸收。氨基酸是蛋白质的构成成分。氨基酸通常会优先合成体内不足的蛋白质。换言之，如果缺少其他蛋白质，就无法合成胶原蛋白。不过，最近的研究已表明：摄取胶原蛋白可以改善胶原蛋白的代谢，使其再度合成胶原蛋白的概率得到提升。

如果想尽可能地多合成胶原蛋白，平时就要摄入足量的优质蛋白质。这么做很重要。多余的糖分会阻碍胶原蛋白的形成，因此应控制糖分的摄入量。

此外，胶原蛋白的合成需要维生素C（刺梨、鲜枣、辣椒、豌豆苗、猕猴桃、菜花、苦瓜等食物中含量较高）和铁。缺乏维生素C便无法合成胶原蛋白。所以，在摄取胶原肽的营养补充品时，应同时摄取维生素C。

弹性蛋白存在于牛筋、鸡翅尖、小沙丁鱼干、鲣鱼干、红豆等食物中。鸡皮、可以整个吃下的小鱼是弹性蛋白的上好补给来源。

但是，由于存在于动物性食品中的弹性蛋白不易溶于水，所以吃完后有多少被身体吸收、利用，目前并不清楚。

一般认为，从食物中摄取的弹性蛋白先在消化道中被分解，再被身体吸收，而其分解物则被作为合成弹性蛋白的原料使用。氨基酸能促进合成弹性蛋白的细胞活性化，所以我们通常认为补充氨基酸可以促进给弹性蛋白分子架设桥梁的酶的合成。从这个意义上或许可以说，通过饮食摄取弹性蛋白是有价值的。

此外，弹性蛋白的合成还需要维生素B_2（杏仁、蘑菇、猪肉、动物肝脏、柑橘、奶酪、黄豆等食物中含量较高）。

由于胶原蛋白和弹性蛋白会在睡眠期间被激活，所以建议大家最好在睡前摄取这两种蛋白。

晚上12点是细胞分裂的高峰期，如果此时醒着，血液就会流向肌肉和脑部，结果是，皮肤的新陈代谢速度就会慢下来。如果晚上10~12点这段时间是睡眠状态，皮肤就会因有很多血液流向它们而处于容易再生的状态。

2. 有助于均衡摄入胶原蛋白和弹性蛋白的菜肴

这是一道用芝麻和大酱炒翅尖、西蓝花、蚕豆和葱的菜。

翅尖含有胶原蛋白和弹性蛋白。西蓝花含有可促进身体吸收胶原蛋白的维生素C。蚕豆含有可提升弹性蛋白功效的维生素B_2。芝麻含有可促进身体吸收胶原蛋白的铁。葱含有维生素C和铁。而大酱则包含蛋白质、碳水化合物、灰分、类脂化合物、维生素、矿物质等。

食材是按照4人份准备的。

斜着切翅尖（去骨头），将翅尖切成小块后，用2小匙酱油、2小匙酒、2小匙蚝油预先调味。将半个西蓝花分成小朵。将1根葱斜切成1厘米宽的小段。准备200克已剥好的蚕豆。

在平底锅中放入适量水和少许盐，将水烧沸后，倒入西蓝花焯一下，然后用笊篱捞出。蚕豆快速焯一下后捞出、剥去薄皮。

在平底锅中倒入1大匙色拉油，油烧热后，倒入翅尖翻炒。待肉炒变色时，加入葱和蚕豆翻炒。葱炒软后，再倒入西蓝花翻炒。

加入1/2大匙大酱、1小匙甜料酒、少许盐调味，出锅前加入2大匙白芝麻碎，并快速翻炒一下。

3. 有助于改善浮肿的饮食

如果摄入过多盐分，身体就会将血液中的水分挤到血管、淋巴管的外面，并增加多余的间质液。因此，应避免过量摄入盐分。

水分应在白天多补充，晚上少摄入。饮料最好选择常温的。在按摩后，为了促进体内废物的排出，应喝两杯温水。

此外，酒精会导致血管内脱水，所以如果饮酒过量，血液浓度就会因体内水分流失而变高。想要降低血液浓度，就必须补充水分。而这时摄入的一部分水分会导致身体浮肿。所以应避免过量摄入酒精。

含钾多的蔬菜和水果、富含维生素B_1的食物（花生、黄豆、小米、猪肉、猪肝、葵花子仁、玉米、核桃、辣椒等食物中含量较高）以及海藻类食物能促进水分代谢顺利进行，因此可积极摄取。辛辣食物和味道重的食物会提升淋巴液的浓度，如果吃得过多，会影响淋巴管中的废物排出体外。平时应注意摄入均衡的蛋白质和矿物质（特别是钾、钙、镁等矿物质）。

来月经前出现浮肿症状的女性，摄入维生素B_6（鸡肉、鱼肉、动物肝脏、豆类和水果蔬菜中含量较多）是一个有效的办法。补充一句，在钾的摄入上，必须多加注意。因为过量摄入钾可能会导致肾功能受损等严重问题。

· ·

日常生活中的注意事项

让肌肉在活动和休息之间保持平衡，避免肌肉长时间疲劳工作，经常变换身体姿势。

极力避免向前探出下巴的驼背姿势以及长时间向上举起手臂等动作。

伸长脖子对着镜子化妆，下巴向前伸出并用手托着，向前伸着下巴发手机短信，长时间坐在电脑前，向前伸着下巴近距离看电视，吃饭时嘴凑近桌子上的饭碗，长时间看书敲键盘、熨衣服、开车……上述这些行为，都应尽量避免。

一般认为，保持同一姿势1小时以上，筋膜就会开始变硬。

身体过胖也不好。肥胖会导致肌肉下垂，给腰椎带来负担。先按照这个公式计算一下自己的肥胖指数吧："肥胖指数（BMI：body mass index）=体重（千克）/身高（米）×身高（米）"。

根据WHO（世界卫生组织）的分类标准，

小于18.5属于低体重，

18.5~24.9属于正常范围，

25.0~29.9属于肥胖前状态，

30.0~34.9属于一级肥胖，

35.0~39.9属于二级肥胖，

40.0以上属于三级肥胖。

对于经常伏案工作或开车的人来说，勤活动身体很关键。另外，工作时每隔一段时间就要休息一会儿。而且，要腾出时间活动身体。

无论是在日常生活中还是在工作中，都应有意识地保持正确姿势，并大幅度活动身体，多练本书介绍的筋膜放松法，让放松筋膜成为一种习惯。经常有意识地这么做，久而久之，就会养成习惯并从中受益。

洗温水浴还是冷敷

放松筋膜时，是否能缓和肌肉的紧张状态、改善血液循环，是很重要的。针对形成时间较长的硬块，基本方法是给身体加温——因为有这种硬块即意味着血液循环正在变慢。给身体加温，可以给身体注入热量，让身体产生诸如血液循环得到改善、疼痛得到减轻之类的生理反应。

在日常生活中，慢慢地洗温水澡，让自己获得精神上的放松，也是一个效果很好的做法。

但是，当腰部或肩部突然疼痛加剧，表面变肿变热时，给身体加温只会适得其反。这时，要用凉毛巾或冰块给身体降温。

洗澡方法有温浴、高温浴和微温浴之分。

用39~42℃的水洗澡属于温浴范畴，能让人获得最好的放松效果。

如果用41℃左右的水洗澡，洗20分钟左右的全身浴更为妥当。这么做不仅可以改善血液循环，还能加快新陈代谢，去除头部和肩部的疲劳物质。

所谓高温浴，即用42℃以上的水洗澡。用高温水洗澡，不仅能促进新陈代谢，还能促使疲劳物质排出体外，通过发汗排出体内废物。因此，洗高温浴能使身体从疲劳中恢复过来。早起后的淋浴以及足浴适合用42℃以上的水。不过，用这个温度的水洗全身浴，会使血液黏度增高，所以患有高血压的人最好用低于42℃的水洗澡。

所谓微温浴，即用37~39℃的水洗澡。这个温度适合洗半身浴，微温水能使副交感神经兴奋，所以洗微温浴能使人获得放松、快速进入睡眠状态。但是，洗半身浴有时会让肩部受凉，所以在洗半身浴时最好在肩膀上披一块温热的毛巾。

后 记

大家看完后觉得怎么样？

在本书中，我介绍了很多可独自一人练习的筋膜放松法。

在放松时，我们无须像做拉伸运动那样使出很大的力气。在放松期间，是否感觉舒服，以及变硬的筋膜是否能如黄油化开般获得真正的放松，是件重要的事。

放松筋膜需要花很多时间，但只要坚持练习，就一定能见到效果。

身为理疗师、医学博士的我，在撰写本书时主要参考的是解剖学、生理学、运动学等医学知识。书中所有方法都有扎实的科学根据，大家可以安心实践。

不过，当身上有伤、有病时，或放松后反而疼痛加剧时，一定要去医院看看，听听医生的建议。

面对这么多放松方法，有人可能会为该练哪个而烦恼。请从自己在意的部位、能实施的方法开始练起吧！

坚持最重要。

很多发生错位的筋膜需要我们花多年的时间去放松。不要强迫自己，不要用劲过大，请慢慢地练习，长期坚持下去。

虽然存在个体差异，但一般第二周就能感到身体已变得更灵活。

如果在此基础上再坚持两周，周围人都能感受到你的变化。

这个时候，请不要中途放弃，一定要继续坚持练习。

希望大家通过练习这些筋膜放松法，能重新塑造平衡的身体，告别筋膜错位、皮肤松弛和身体不适。

图书在版编目（CIP）数据

筋膜放松指导全书 / (日) 竹井仁著；周志燕译. —北京：
中国轻工业出版社，2019.8

ISBN 978-7-5184-2499-3

Ⅰ.①筋… Ⅱ.①竹… ②周… Ⅲ.①筋膜 – 保健 – 健
身运动 Ⅳ.① R161.1

中国版本图书馆 CIP 数据核字 (2019) 第 107879 号

责任编辑：王　玲　　责任终审：张乃東　　整体设计：锋尚设计
责任校对：吴大鹏　　责任监印：张京华

出版发行：中国轻工业出版社（北京东长安街6号，邮编：100740 ）

印　　刷：北京富诚彩色印刷有限公司

经　　销：各地新华书店

版　　次：2019年8月第1版第1次印刷

开　　本：710×1000　1/16　印张：12

字　　数：100 千字

书　　号：ISBN 978-7-5184-2499-3　定价：58.00元

邮购电话：010-65241695

发行电话：010-85119835　传真：85113293

网　　址：http://www.chlip.com.cn

Email：club@chlip.com.cn

如发现图书残缺请与我社邮购联系调换

171432S6X101ZYW